薬は5種類まで

中高年の賢い薬の飲み方

秋下雅弘
Akishita Masahiro

PHP新書

読者の方へ、最初に読んでいただきたいこと

この本は、シニア以降、高齢者の方に向けて、賢い薬の飲み方について書きました。年をとってからの薬の飲み方は、若いときと同じように考えていてはいけないからです。

子どもに子ども用の薬の処方があるように、高齢者には高齢者の体に適した薬の飲み方があります。それをわかっていただきたくてこの本を書いたので、本文中にはあえて恐い症例も紹介しています。

また飲む薬の種類も五種類まで、ということも言わせていただきました。年をとればとるほど、病気が多くなるため、飲む薬の種類も増えてきます。その結果、薬の飲み合わせによる弊害などもあらわれるからです。日本老年医学会では検討の結果、薬は五種類までを目安にするという方向で意見がまとまっています。

でもだからといって、いま、処方されている薬を飲まなかったり、お医者さんに行くのをやめたりしないでください。薬は急にやめるのが一番体に負担がかかるからです。

この本で私が強調したかったのは、過剰医療を避け、適切な治療を受けることです。そのためには、医療を受ける立場にあるみなさんが正しい薬の知識を持っていただくことが大切です。

何でもかんでも薬で治そうという考え方は改めてほしい。でも私は、「薬を飲むな」とか、「医者に行くな」と言っているわけではありません。

ここに述べたことで不安や心配があれば、ぜひ、かかりつけの主治医の先生に聞いてください。近くの薬局の薬剤師さんに相談してください。

薬は適切な使い方をすれば、みなさんの病気の治療や生活の質の向上に必ず役立ちます。私はみなさんにぜひ薬を賢く使っていただきたいのです。

この本を通して、みなさんが正しい医療知識を身につけていただけたら幸いです。

プロローグ

薬のせいで認知症の症状が？

みなさんの中には、生まれてからこの方、薬を一度も飲んだことがない、という方はおられないと思います。病気になったときやその予防のために、私たちはしばしば薬のお世話になっています。

しかし何でもかんでも薬で治そう、という発想は少し見直さなければいけないのかなと思います。

私は東京大学の大学院で老年病学を教えるかたわら、東大病院の老年病科で患者さんの診療も行っています。外来で患者さんを診ていて感じるのは、高齢者やその入り口にさしかかったシニアの方々は、若いときと同じ健康観で漫然とすごしていてはいけないということです。

たとえば薬の飲み方ひとつをあげても、年齢を重ねるにつれ、薬の効き方が違ってきます。端的に言えば、効きすぎになってくる。さらに持病も増えるので、飲む薬が多くなり、飲み合わせなど複雑な相互作用を起こすことがあります。

若いときからずっと飲みつづけていて、安全だと思っていた薬でさえ、そのまま使いつづけると、予想をしない副作用が出てくることもあります。

いままでが何ともなかったから、これからも何ともないという保証はありません。薬はリスク――。副作用があるということを、私たちは忘れてはいけません。

ちょっと恐い例ですが、こんなこともあるというケースをあえてご紹介してみます。

Xさんは八一歳の男性です。数年前から足元が少しふらつくようになり、二年前には転倒して鎖骨を骨折してしまいました。

物忘れもひどくなり、車で外出したさいに車で来たことを忘れてしまい、電車で帰宅したこともあります。認知症を心配した娘さんが、近くの内科クリニックにつれていきました。

認知症の簡易テストの結果は、三〇点満点中二〇点（正常値は二七点）。クリニックの医師からは認知症の進行を遅らせる「ドネペジル」（商品名・アリセプト）を処方されました。

ところがです。「ドネペジル」を飲みはじめてから、食欲がどんどん低下し、五五キロあった体重が二カ月間で五一キロに減ってしまったのです。クリニックからは食欲を増進させるため胃薬を処方されましたが、体重はいっこうに増えません。

体力も衰える一方で、このままでは寝たきりになってしまうと心配した娘さんがXさんをつれて、私のところに受診にこられたのです。

Xさんの頭部をCT撮影したところ、脳には認知症にみられるような大きな所見はありませんでした。そこで「ドネペジル」は中止してもらうことにしました。「ドネペジル」などよく知られている認知症の薬には、食欲を低下させる副作用が出ることがあるからです。

さらに私が注目したのは、Xさんが長期間飲んでいた「ハロキサゾラム」（商品名・ソメリン）という睡眠薬です。

この薬はXさんが会社に勤めはじめたころ、精神安定剤として、会社近くのクリニックで処方されたものです。以来、Xさんは何十年にもわたり、不眠対策として毎日この薬を服用してきました。いわばAさんにとって常用薬のようなものだったのです。

しかし「ハロキサゾラム」という睡眠薬は、半減期（薬成分の血中濃度が半分になる時間）が八五時間と長いという特徴があります。

さらに年をとってくると、薬の代謝が悪くなり、薬の作用が予想以上に長くつづく傾向があります。Xさんの場合も、睡眠薬のせいで、足元がふらついて転倒したり、認知機能が落ちてしまった可能性があります。

私は「ハロキサゾラム」を中止し、かわりに半減期が二時間と短い「ゾルピデム」（商品名・マイスリー）という睡眠導入薬を飲んでもらうことにしました。

するとすぐに変化があらわれてきました。食欲が戻りはじめ、二カ月後には体重が五四キロまで回復したのです。認知症の簡易テストでも二九点と満点に近い高得点を獲得。足のふらつきやもの忘れもなくなって、ほぼ正常に戻りました。

Xさんは睡眠薬のせいで体がふらつき、認知症と同じような症状が出ていたわけです。

若いときと同じ健康観で薬を飲んではいけない

このように、高齢者や中高年には年齢特有の体の特徴があります。若い人と同じように薬を飲んでいると、予想外の作用が出ることがあります。

いまこの本を読んでおられるみなさんは、ご自身が中高年であるかもしれませんし、高齢の親御さんを抱えていらっしゃる方もおられるでしょう。また、いまはまだ若くても、いずれは高齢者の仲間入りをするときがやってきます。

そのとき、きちんとした医療知識を持っているかどうかが、とても大切になってきます。体に具合が悪いところが出てくるたびに、漫然と薬で治そうとする発想でいると、必然的に薬の数が増えてきます。

薬の多剤服用や効きすぎのために、いろいろな副作用があらわれても、それがわからずにさらに薬が追加され、前述したXさんのような事態をまねかないとも限りません。

シニア以上、高齢者になったら、若いときとは異なる体の機能の変化を踏まえた上で、薬のもらい方や病気への向き合い方も考えていかなければいけないのです。

しかし私たちはあいかわらず若いときのままの健康観でいます。生理的なことを例にとると、私たちは若者と同じように、一〇時間でも一二時間でもぐっすり眠れる状態を求めてしまいます。

その結果、よく眠れないからと睡眠薬を処方してもらう人も多いでしょう。でも、あとで説明しますが、年をとってくると、生理的に睡眠時間は減ってきます。だいたい四、五時間しか眠れません。老化とはそういうものです。

でもそのことを知らずに、早くからふとんに入って、朝もけっこうな時間までふとんの中にいるとすると、眠れなくて、悶々《もんもん》としている時間のほうが長くなってしまいます。「ふとんに入っているのだから、その時間は寝たいよね」ということで、睡眠薬を処方してもらうことになるのですが、そもそも、「その薬は必要なのでしょうか？」というのが私の問いかけです。


患者さんと話していると、よく睡眠の話が出てくるので、ついでにその話をしますと、夜九時にふとんに入って朝まで寝ようとしても、どだい無理な話です。

年をとると、四、五時間しか寝られないのなら、夜九時に寝てしまうと、深夜の二時ごろに目が覚めてしまうのは当然です。

だから睡眠薬を飲む――という発想は間違っています。そうではなく、夜十一時まで起きていて、それからふとんに入ればいいのです。

そうすれば目が覚めるのは朝の四時ですから、夜中に目覚めるよりは、ずっと朝に近い時間帯まで眠ることができます。薬に頼らなくても、就寝時間を遅くするという簡単な方法で解決できるわけです。

しかし高齢者に特有の老化現象や生理的な変化、病気の特徴を知らないと、たんなる老化現象も〝病気〟ととらえて、いたずらに薬だけが増えていく。そして薬の副作用があらわれると、それも病気と勘違いして、さらに薬が増えるという負のスパイラルにおちいってしまいます。

逆に言えば、それらをきちんと知っていれば、薬を飲まなくても、日常生活や習慣を工夫することで、健康的な生活を送ることができるのです。

この本では高齢者や、高齢者の入り口にいる方々に賢い薬の飲み方や生活のすごし方についてお話しようと思います。

薬は5種類まで◉目次

第二章

高齢者の正しい薬の飲み方

第三章

よくある薬はこう飲もう

第四章

薬がいらない生活習慣のつくり方

第五章

医者との賢いつきあい方

編集協力――辻　由美子

第一章

高齢者にあらわれる体の特徴

老年病学とは何か

本論に入る前に、私が在籍する東京大学医学部の老年病科について少しご説明しておきます。老年病科とは聞き慣れない名前かもしれません。全国でもまだこの名前をあげて診療科をもうけている病院や大学は少ないと思います。

老年病科は文字通り高齢者に特有の変化や病気を研究したり、治療する診療科です。高齢者の病気は若い人や成人とは異なる特徴を持っています。

(1) 複数の病気を持つ人が増えてくる
(2) 症状も人によってさまざま。若い人のように定型的ではない
(3) 薬に対する反応が人それぞれである
(4) 高齢者に特有の老年症候群が増加する
(5) 病気により認知機能も低下しやすい

ざっと説明しますと、年をとればとるほど病気にかかる人が増えてきます。一人でい

くつも病気をかかえることも珍しくありません。

しかも高齢者の病気は若い人や成人に比べて非定型的にあらわれる傾向があるのです。もの忘れや置き忘れがみられたり、腕や手足のしびれや痛みがでてきます。これらの症状の背後にいったい何があるのか、これが原因と突き止めることがなかなかむずかしくなってきます。

いくつかの病気を疑い、また実際に複数の病気があるために、異なる診療科でそれぞれの薬を処方されると、多剤服用による影響も考えなければいけません。認知機能が低下していれば、症状の感じ方、訴え方も違ってくる場合があるでしょう。

さらに老化の程度は人によってさまざまですから、薬を代謝する力も成人よりずっと個体差が大きくなります。同じ六五歳でも若く見える人と年齢よりずっとお年寄りに見える人がいるように、同じ八〇歳でも若くてピンピンしている人とよぼよぼした人がいます。若いときではこうした個人差があまりみられませんでしたが、年をとってくると個人差が顕著になり、薬の効き方が違ってくることが予想できます。

若い人や成人に対するように、臓器ごと、診療科ごとに診ていたのでは、その人の全体像がつかめません。高齢者の場合は体全体の機能の衰えを踏まえた上で、総合的に診ていかなければならないのです。

老年病学は診療科の枠を超えて、その人の体全体を診ながら最適な予防、治療を考えていく学問です。現在、日本の国立大学の医学部の中でひとつの講座として「老年病科」を掲げているのは東大だけです。

診療科として「老年科」がある病院がないわけではありませんが、ほとんどの病院、大学では高齢者の病気についてそれぞれの診療科で対応したり、総合内科で診ていたりします。

でも日本は世界でも一番の高齢先進国ですから、老年医学にもっと積極的に取り組んでいかなければいけないと思います。


それはともかく、高齢者には高齢者特有の病気や症状があります。それらをひっくるめて、「老年症候群」という言い方をしています。「老年症候群」とは高齢者に特有、かつ高頻度に認められる症候で、包括的な対処を要するものをいいます。

具体的にいうと、図1のようなものがあります。

つまり認知症からはじまって、尿失禁、頻尿、難聴、便秘、不眠、嚥下障害、転倒な

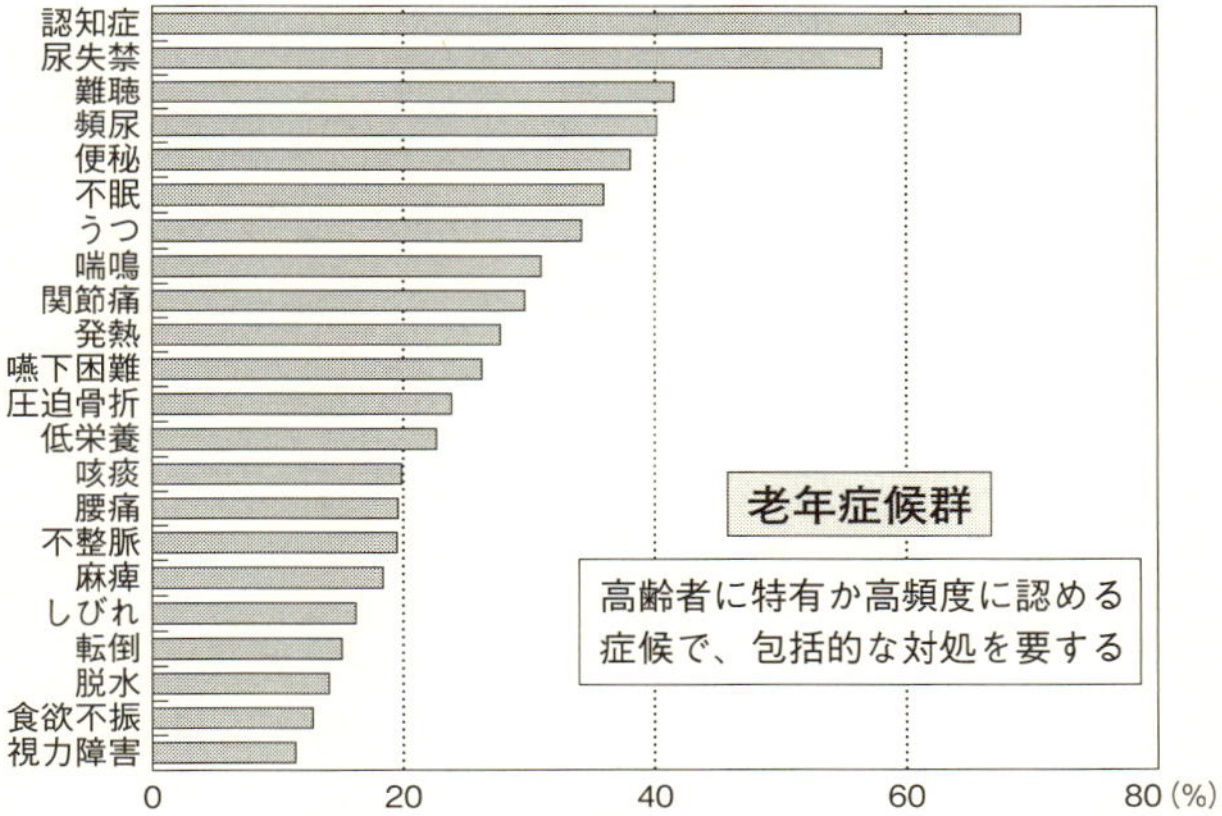

図１　お年寄りに多い老年症候群の頻度（在宅介護、老人保健施設、療養型病院、大学病院、計487名の調査；国立長寿医療研究センター・鳥羽研二）

どさまざまなものをひっくるめて「老年症候群」と呼んでいるわけです。この老年症候群は、記憶にとどめてください。老いたら必ずなる、というのではありません。ひとつひとつの症候は関連がありますし、後で「薬の多剤併用」の弊害として、この「老年症候群」が生じることを詳しくご説明します。

とにかくいままでは、こうした病気に対して尿疾患なら泌尿器科、難聴なら耳鼻科、転倒なら整形外科といったように個別の診療科でみていたのですが、東大の「老年病科」では、これらの「老年症候群」をまとめて診察し、高齢者の体に起きるリスクに対して「トータルな」取り組みができないか、を模索し追求しています。

高齢者の体に起きるリスクとは何か

高齢者の体に起きる一番の問題としてとりあげられるのは薬の副作用のリスク(私たちはこれを「薬物有害作用」と呼んでいます)が高まることです。だからといって、本来の病気を治すために、薬をやめるわけにはいきません。高齢者の場合は、副作用に配慮した薬のさじ加減がとても重要になってきます。

年齢が上がれば上がるほど、薬の副作用つまり「薬物有害作用」が増えてくるということをまず頭にいれておいてください。

東大の老年病科に入院された患者さんを対象に「薬物有害作用」のデータをとりました(図2)。図からもわかるように、だいたい十人に一人の割合で副作用があらわれています。

年齢が高くなるほど、この比率は上がってきます。七五歳以上の後期高齢者になると、なんと一五%以上に何らかの副作用が出ていることがわかります。

諸外国でもこれとよく似た数値が報告されていますから、年をとってくれば、薬の

「有害作用」が発生しやすいのは間違いないでしょう。

年齢を重ねるほど、薬の量の調整が難しくなってきます。いま飲んでいる薬でまったく不調があらわれないからといって、この状態が永遠につづくわけではないということも、頭のどこかにいれておいたほうがいいかもしれませんね。

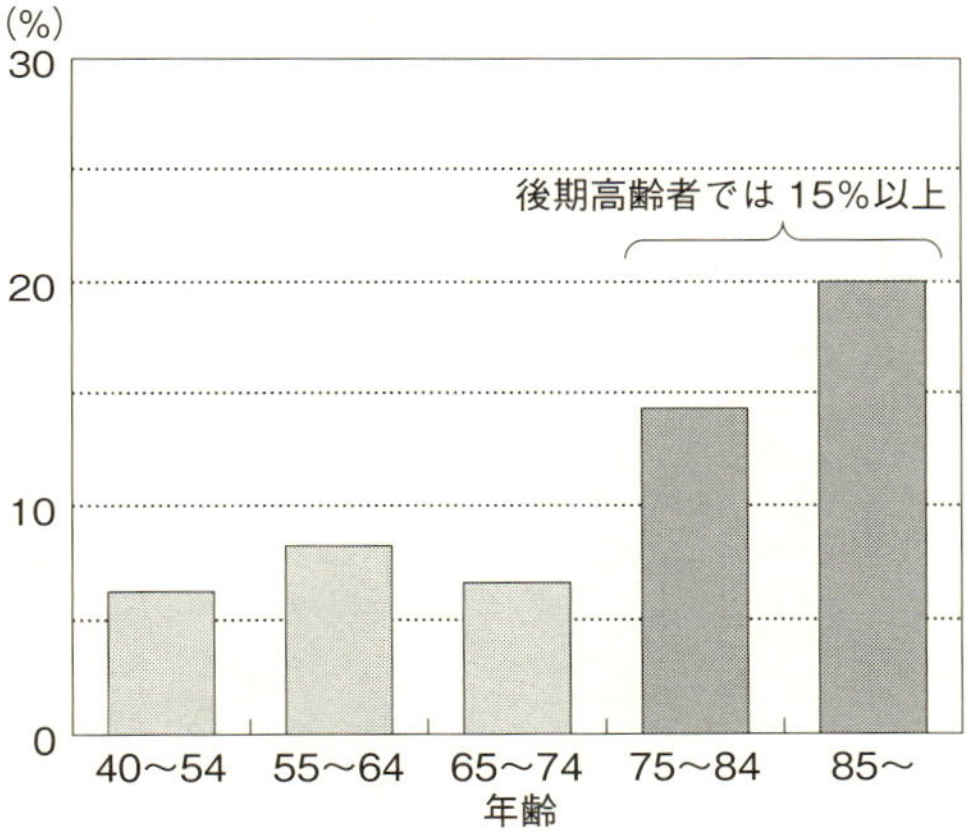

図２　入院症例における年齢別、薬物有害作用の出現頻度。高齢者では、薬の効き過ぎが多い！（東大老年病科1995-1998）（鳥羽研二ほか：日老医誌1999）

高齢者の副作用でとくに問題になるのが「効きすぎる」ということです。副作用の中には、薬本来の作用が強く出すぎたために、「副作用」として発生するものも含まれています（もっともこれは正確にいうと、「副」ではなく、「主作用」なのではないかと思いますが）。

ちなみに、さきほど述べた「薬物

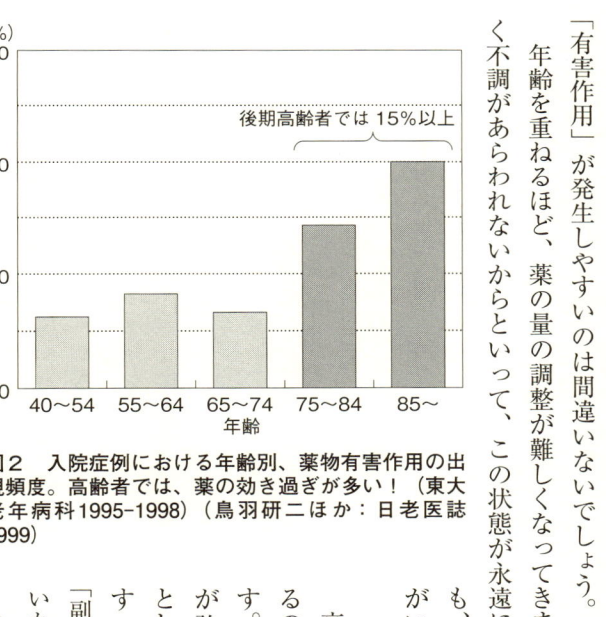

有害作用」という言葉は翻訳語でして、英語では、「Adverse Drug Reaction」といいます。薬の投与や効果、服用に関して人体に有害な症状や所見を呈したもの、という意味ですから、効きすぎももちろん含まれます。

ふつう、みなさんが「副作用」と思われるのは、薬疹（薬剤による皮疹《ひしん》）や吐き気、めまい、頭痛などの体の不調や薬物拒否反応です。これをかりに「狭義の副作用」としておきます。

一方、高齢者になると、薬が効きすぎたり、飲むのを勝手にやめてしまったり、処方する医療機関のほうが、配慮が足りずに薬を出しすぎてしまうためにあらわれる「副作用」が多くなります。

図3は東大で入院した患者さんで「薬物有害作用」が出た人の年齢別の内訳を調べたものです。図の中で●がついているのは、薬の効きすぎによる入院の人数です。マーク一個が人間一人を意味しますが、これを見ると、効きすぎの●がついているのは六五歳以上の高齢者だけ。つまり高齢者に薬の効きすぎが多いことがわかります。

またその副作用が一般的な「狭義の副作用」ではなく、薬を多く出されたり、多剤服用に対する配慮が足りないなどからもたらされていることがわかります。

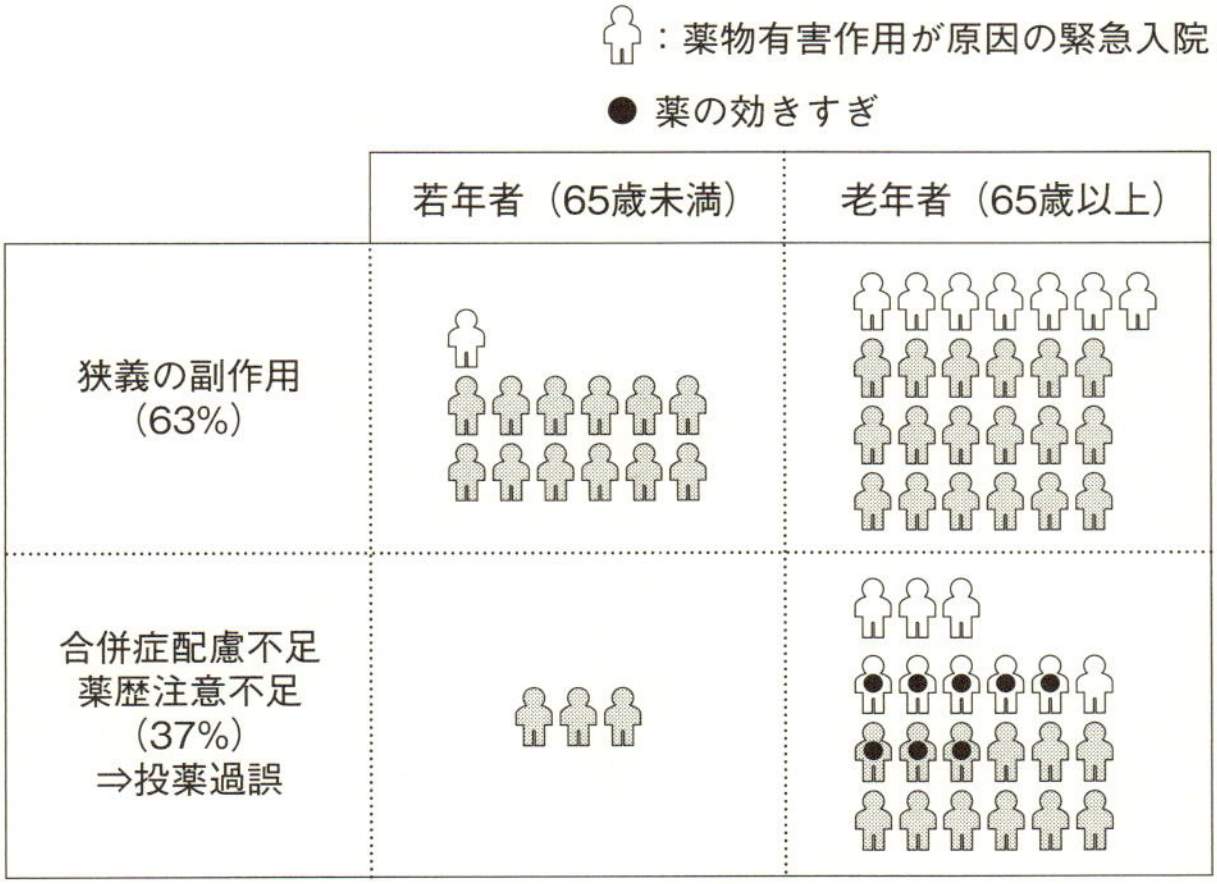

図３　薬物有害作用の内訳（東大老年病科1995-1998、517例）（鳥羽研二ほか：日老医誌1999）

たとえば、さきほどあげたXさんのように漫然と認知症の薬や睡眠薬を飲んでいると、食欲がなくなって体力が衰え、認知機能も弱まって、寝たきり寸前にまでなってしまうという深刻な例もまれにあります。

逆に言えば、薬がその人に合った量、処方されていれば、問題は起きなかったといえるわけです。Xさんも薬を調整したことで、まったく正常に戻られました。

さらに高齢者のほうが、薬の副作用が重症化しやすい特徴もあります。やっかいなことにその副作用が単純な肝臓の障害などではなく、中枢神経や循環器系に影響を及ぼす、命にかかわるような場合もないわけではありません。

Xさんの場合も、そのまま薬をつづけていたら、中枢神経にかなりのダメージがあったと思われます。

実際、高齢者では緊急入院する人の三～六％は薬の効きすぎや多剤服用による配慮不足などが原因だというデータもあります。

ただ、冒頭でも述べましたように、いま自分が複数の薬を飲んでいても、自己判断で勝手に薬はやめないでください。薬はさじ加減が大事なのであって、「飲むのをやめろ」、というわけではありませんので、念のため。

高齢者には高齢者なりの薬の量がある

ではなぜ高齢者になるにしたがって、薬の副作用、有害作用が多いのかというと、まずは高齢者の病気のあらわれ方が若い人や成人とは違うということがあげられます。

そもそも高齢になればなるほど、かかる病気の種類が増えてきます。当然薬の量も種類も増えるので、薬同士の相互作用で効きすぎたり、逆に効かなかったりということも

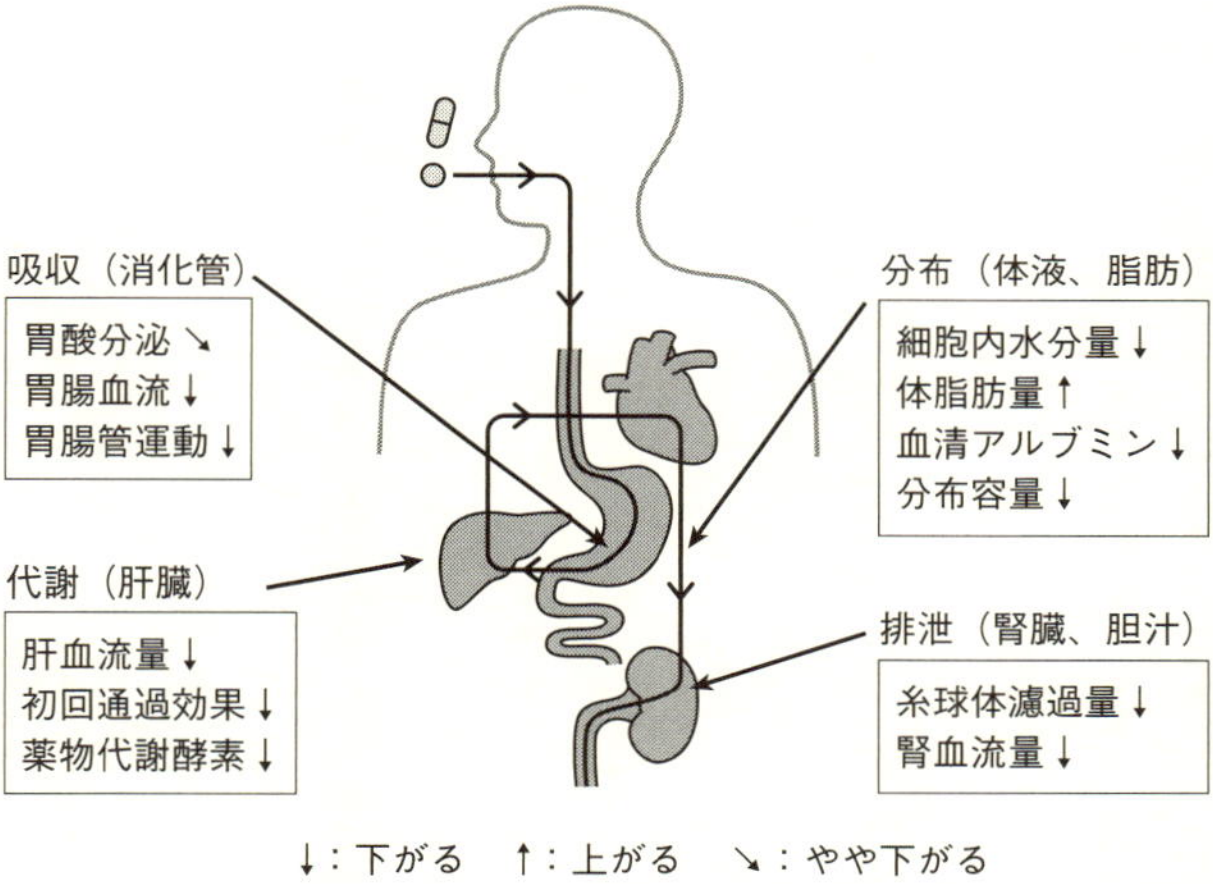

図４　薬物動態に関連した生理機能の加齢変化（海老原昭夫：高齢者における薬物の体内動態の変化. *Geriatric Medicine* 31:185-190, 1993）

あります。薬が多すぎて、本人が飲み間違えることもあるでしょう。

また症状のあらわれ方も若い人のように定型的ではないことが多いので、なかなか診断がつかずに、間違った処方をされることもあります。

こうした高齢者ならではの要因が薬の有害作用につながることもあると理解してください。

さらに高齢者の特徴として忘れてはいけないのは、臓器の全体的な衰えです。生理機能も衰えてくるので、薬が吸収されて、体外に出るまでの代謝機能が衰えてきます（図

4）。

たとえば内服薬を飲んだとします。図を見ていただくとわかりますが、まず薬は胃に入って腸に運ばれ、消化器官で吸収されます。

吸収された薬物は肝臓を通って代謝され、必要なものは体内に回り、不必要なものは体外に排泄されます。この肝臓の代謝能力が、年齢とともに落ちてくるのです。簡単に言えば、薬が長く体内にとどまってしまう。

高齢になればなるほど、お酒に弱くなって、すぐに酔っぱらってしまいますよね。肝臓でアルコールを分解する力が弱くなって、お酒が長く体内にとどまるので、少しの量でも酔いやすく、二日酔いもしやすくなります。

薬でも同じことが起きると考えてください。若いときに比べて酔いやすくなったな、と感じたときは、薬も効きすぎるようになったかもしれない、と思っていただくといいかもしれませんね。

年をとると体脂肪が次第に増えてきますので、相対的に体の水分量が低下してきますから、若いときと同じ薬を同じ量だけ飲んだとすると、その濃度が上がることを意味します。薬が効きすぎるのも、こうしたことの影響があります。

そして一番大きな問題は、腎機能が低下することです。どれくらい低下するのかというと、八〇歳の人だと、若い人の半分くらいしか腎機能がないといわれます。高血圧や糖尿病があれば、さらに年齢以上に落ちていきます。

多くの薬剤は腎臓で排泄されるようになっていますので、腎機能が半分くらいしかなければ、半分しか排泄されない。そのことを考慮して、薬の量を調節しなければいけないのです。

しかしながら、医療機関にかかると「成人」とひとくくりにして、若者や壮年と同じ量の薬を出されてたり、あるいは市販の薬を自分で購入して「おとな」の量を飲んでしまうことがあります。

子どもには子ども用として、成人より少ない量の薬しか出さない（飲ませない）のですから、当然、高齢者にも高齢者にあった薬の飲み方が求められるでしょう。このことはもっと、周知徹底、ぜひ知るべきことです。

これは、医療従事者側が注意するのはもちろんですが、薬をもらい飲むほうも、いままでと同じつもりで薬をもらう姿勢はあらためたほうがいいということです。自分の意見として医者に言うべきことがらです。

心臓病の薬でジギタリス中毒になった女性

高齢者はおしなべて腎臓の機能が弱っています。その状態を考えずに、薬を服用しつづけると、どんなことが起きるか、きわどい例をひとつあげてみましょう。

Aさんは老人保健施設という高齢者向けの介護施設で入所生活をつづけている八一歳の女性です。ふらつきがひどいということで、私の診療室を受診されました。

Aさんには過去に骨粗鬆症で骨折を起こしたり、心不全の持病もありました。

老人保健施設に入所したさいには、「ジギタリス」という心臓の薬を〇・二五ミリグラム服用していました。

「ジギタリス」は一般的には強心剤として知られています。しかし八一歳というAさんの年齢を考えると、〇・二五ミリグラムという処方はやや多いと思われます。老人保健施設のドクターも、Aさんにはこの量は多いということで、半分に減らしています。

これは見識がある判断だと思います。でもそこから先に落とし穴がありました。半分に減らした「ジギタリス」の服用をずっとつづけたところ、Aさんにふらつきがあらわれたのです。

それから四カ月。Aさんは歩くときにフラフラするという症状がひどくなって、受診したわけです。


Aさんを診察してすぐわかったのは、脈が遅いことです。みなさんもご自分の腕で脈をはかってみてください。ふつうであれば、一分間の脈拍は六〇以上。でもAさんはその半分、三〇しかありませんでした。そんなに脈が遅いのはふつうではありません。

Aさんはひじょうに徐脈になっていて、脳に血液を送る能力が落ちているために、フラついていたのです。

心電図を取ったところ、「ジギタリス」が効きすぎているときに出る独特の波形が見られました。これを見た瞬間、医者ならジギタリス中毒を疑わなければいけません。

実際、血液中の「ジギタリス」の濃度をはかってみると、中毒に相当するひじょうに高い数値が出ていました。

幸い、まだ中毒症状は軽かったので、すぐに薬をやめていただくことで、Aさんのふらつきは数日でなくなりました。

なぜこんなことが起きたのかというと、Aさんの腎臓の機能が衰えていたからです。心不全があると、腎臓が悪くなりやすい。そこに時間的な経過が加わって、ますます腎臓の機能が落ちていったのです。

その証拠に、Aさんの腎臓の働きを示す「クレアチニン」という数値が高くなっていました。老人保健施設に入ったときは「クレアチニン」の数値が一・二ありました。これは八一歳の女性としては高いほう（つまり腎臓の働きは悪い）です。

しかし四カ月の間に、一・四→一・六というぐあいに腎臓の働きがどんどん落ちていき、「ジギタリス」の排泄が悪くなっていったのです。

もともとやや多い程度の「ジギタリス」を服用していましたが、施設に入所したときに半分に減らしたのですから、本来ならまったく問題がない量だったにもかかわらず、ついには中毒になってしまったというわけです。

それくらい高齢者に対する薬の量の「さじ加減」は難しいのです。

たとえ適量であっても、代謝機能が落ちてくれば、すぐに薬物中毒になってしまう。そういう個別の状態に配慮しなければいけません。こまめに血液中の濃度を測ったり、腎臓や肝臓など薬物代謝の排泄にかかわる臓器の働きをチェックしたりして、場合によっては薬の量を減らしたり、回数を少なくするなど柔軟な投薬が求められるわけです。

年をとればとるほど個人差が大きくなる

高齢者になればなるほど臓器の機能は衰えてきます。そしてその個人差もどんどん広がっていく一方です。

みなさんは学校時代の同窓会に出られたことはありますか？　同じ同級生、同年齢なのに、外見がまるで違って見える人がいるのに驚いたことはないでしょうか。

あいかわらず若く見える人もいれば、恩師に見間違えてしまうほど老けて見える人もいます。病気をいっぱい持っている人もいれば、何ひとつ悪いところがない健康な人もいる。

人間は年をとればとるほど、個人差が大きくなります。つまり生物学的な老化度の差が開いてくるのです。

ですから単純に「成人だから薬はこの分量で」とか「何歳だからこれくらいで」と決めることはできません。生物学的な老化度や個々の人が持つ病気など体の状態を踏まえた上で、薬の量を「さじ加減」する必要があります。

もっと言えば、同じ年齢でもしっかり歩けて、足腰も体も元気で、精神機能も保たれている人もいれば、よぼよぼしている人もいる。

体がまだまだ若い人は、これからも長生きするでしょうから、そういう人は若い人と同じように、薬もしっかり処方し、生活の管理も厳しく行うべきでしょう。

でも同年齢であっても、要介護者だったり、体も虚弱で、精神的にも衰えているという人は、言い方は乱暴ですが、余命がそれほど長いとは思われません。

そういう人には余命が短いなりの薬の飲み方や生活管理のしかたがあってもいいと思います。厳密な管理より、もう少し目の前の幸せを重視するようなことをやったほうがいいのではないでしょうか。

たとえば糖尿病も、ふつうの糖尿病患者であれば、血糖値がなるべく低いほうが合併症が少ないので、厳しく生活を管理し、薬物療法もしっかり行って、血糖が低い状態にもっていくのが正しい管理のしかたです。

でもそれを高齢者まで適用してしまうと、薬が効きすぎて低血糖のリスクと隣り合わせになってしまいます。低血糖になると、昏睡状態になり、生命の危機にも瀕《ひん》してしまいます。

高齢者の場合はこの先、若い人ほど長くは生きないのですから、ほどほどにゆるめに管理して、安全運転していけばいいのではないでしょうか。

シニア世代から高齢者世代にかけては、個人差も大きくなります。体の状態によっては、必ずしも若い人と同じような厳しい基準で治療をしなくてもいい、というのが私の考え方です。

老化が進んでいる人は血圧一四〇台でもいい

くり返しますが、人間は年を重ねるほど個人差が大きくなり、生物学的な老化度の差が開いてきます。単純な年齢で、薬を処方するのではなく、個々の生物学的な老化度に応じて、薬を加減すべきです。

ではその生物学的な老化度をどのようにして見るかということです。一番わかりやすいのは「虚弱度」で見る方法です。

虚弱の指標はいくつか言われていますが、歩行速度もそのひとつです。最近の欧米のデータによると、歩行速度が〇・八メートル／秒以下だと、生物学的に虚弱、つまり老化度が高いといえます。

一秒間に〇・八メートル歩く速さがどれくらいかといいますと、横断歩道が青信号になってから、横断歩道を渡り始めて、青信号のうちに渡り切れる速度です。渡り切れないと、〇・八メートル／秒以下で虚弱である、つまり生物学的な老化が進んでいるとみていいでしょう。

また六メートル歩行試験というのがあります。六メートル歩く速さを測る方法です。早く歩ける人は若いということになります。

高齢者になると、同じ年齢でも、若い人と同じくらいの速さでさっさと歩けてしまう人もいれば、六メートル歩くのもやっと、あるいは歩けない人もいます。歩き方が遅い人や歩けない人は、老化が進んでいるということです。

そうした体の老化の違いを考慮して、薬の量や回数を決めるべきです。それらをいっさい無視して、一律の基準で薬を処方するのは、かえって状態を悪化させることにもなりかねません。

若年・中年者（～64歳）		130/85mmHg未満
前期高齢者（65～74歳）		140/90mmHg未満
後期高齢者（75歳以上）	軽症高血圧（140～159mmHg）	140/90mmHg未満
	中等・重症高血圧症以上（160mmHg以上）	中間目標150/90mmHg未満 最終目標140/90mmHg未満

図5　高齢者高血圧の降圧目標（高血圧治療ガイドライン2009）

よく知られているものに高血圧のガイドラインがあります（図5）。

高血圧の診断基準は一律、上が一四〇、下が九〇を超えると高血圧になり、治療の対象になります。若年か中高年か、その年齢によって、その管理目標（降圧目標）の値が異なってきますが、一四〇／九〇が基本で、この数値を超えたら、ふつうは降圧剤で治療することをすすめられます。

ここで個々人の老化度をあてはめてみましょう。

歩く速度が速い高齢者は、若い人に体が近いので、若い人と同じ一四〇未満まで下げたほうが長生きするという結果が出ています。生物学的に若い体であれば、年齢にかかわらず、一四〇未満を血圧の目標数値にしたほうがいいでしょう。

反対に歩く速度が遅い人は、年齢以上に年をとっている可能性があります。最近では後期高齢者（七五歳以上）ではあまり血圧を下げすぎると、かえって寿命が短くなるというデータも出ています。

過度に血圧を下げたために、起立性低血圧になって立ち上がるときふらつき、骨折して寝たきりになり、肺炎や敗血症で亡くなるという例も少なくないからです。

ですから老化が進んでいる人は、無理して血圧を一四〇以下にする必要はないと思います。

さらにもう歩けないくらい足腰が弱っている人は、血圧が一五〇や一六〇あっても、一般成人と同じように一四〇を切る血圧に下げる必要はないように思います。虚弱な人は、生理的に体が機能を維持するために血圧をあげている可能性があります。ですから、無理やり一四〇以下に血圧を下げると、むしろ治療が悪い結果に転ぶ可能性があるのです。


要するに血圧を下げる薬を飲むのか、飲まないのか、飲むとしたら、血圧をどこまで下げたらいいのか、は個々の老化度や体の状態によって異なるということです。

若い人は間違いなく一三〇台まで下げるのがベストですが、高齢者はその人の体の老化度に応じて、検討すべきです。一律、「血圧一四〇以下に血圧を下げましょう」というのは、少し急ぎすぎかな、と思います。

厳密な血糖管理はかえって高齢者の寿命を縮める

同じことは糖尿病の基準に関してもいえます。

若い人の場合は、長い先の体の状態を考えて、厳しい生活管理や薬物治療を行うべきでしょう。これからまだまだ生きるのですから、二〇年後、三〇年後をみすえた健康づくりが大切です。

でも高齢者の場合は正直いって二〇年後、三〇年後の生活があるかどうかわからない（ごめんなさい）。それより目の前の「QOL（生活の質）」を大事にしたほうがいいと私は思います。

血糖値の大まかな目安は一カ月ほどの血糖の量を反映する「HbA1c」（ヘモグロビン・エーワンシー）の数値をつかいます。ふつうはこれが六・〇％を超えると、治療の対象になります。

これに対して高齢者の場合は少しゆるくして、七％を少しくらい超えてもいいんじゃないか、という考えがあります。でも老化が進んでいて、年齢以上に足腰が弱っているとか、よく歩けないという人は、低血糖になるほうがむしろこわいので、七・五％ぐらいでもいいのではないか、という意見が医者の間でも出ています。

現に海外のある試験で、高齢者に対して、厳密な血糖管理を行ったところ、逆に死亡率が上がってしまい、急きょその試験が中止されたという例がありました。

高齢者に対して、厳密な血糖管理をした結果、命にかかわる低血糖が起きたり、低血糖から誘発される心筋梗塞が起きたり、認知症の悪化とそこから来る肺炎などで、死亡率が高まってしまったのです。

しかし日本では、人間ドックや健康診断を受けると、七〇歳、七五歳でも一般成人と同じ基準で判定されて、「要注意」とか「治療の必要あり」とチェックがついて返されます。

たとえば六五歳の人で、歩行障害があって、要介護の判定が出ている人に、「ＨｂＡ１ｃ」が六・四もあるから、治療の必要があるなどという話を聞くと、私のように老年病学を研究する医師たちは、「どういうことだ」と驚くしかありません。年齢と血糖値の数値で線引きするだけでなく、その患者の実際の姿に目を配るべきなのです。

もちろん若者、中年までなら、ガイドラインをしっかり守って、生活管理や薬物治療もがっちりやったほうがいい。

でも高齢者になると、元気な人もいれば、虚弱な人も混じっています。同年齢なのに八〇歳相当のよぼよぼの人もいれば、五〇歳相当の若々しい人もいる。十把一からげにはとてもできません。

元気な高齢者であれば、きっとこれから先何年も長生きするでしょうから、若い人と同じように、しっかり管理したほうがいいでしょう。

しかし虚弱な人には、あと何年生きるのかという余命も考えて、ほどほどの管理でもいいのではないでしょうか。そのほうが結果的に長生きできると思います。

コラム1　薬は冷蔵庫に保管？　缶に保管？

もらった薬を冷蔵庫に入れてとっておく人がいます。目にさす点眼薬に関しては、冷蔵庫に入れると、多少は菌の繁殖を抑える効果はあると思います。しかし内服薬を冷蔵庫に入れる意味はまったくありません。逆に冷蔵庫に入れると湿気を吸う薬もあるので、入れるのはやめていただきたいと思います。薬は指示がない限りは、冷蔵庫に入れず、常温で保管してください。ただ直射日光があたる場所や高温になる場所、湿度の高いところはさけたほうがいいでしょう。とくに日光は変質の原因になることがあるので要注意です。直射日光をさけるという意味でも、缶に保管するのはいいことです。

ＰＴＰシートで完全に密封されている薬は、基本的にどこにおいても問題ありません。ただＰＴＰシートに傷をつけて、破れてしまったのを放置しておくと、そこから湿気が入ってボロボロになってくることがあります。そうなった薬を飲むかどうかですが、もし薬がそれしかなくて、明日は病院に行くというときだったら、私なら飲むかもしれません。ただ変質した薬は飲んでも効く保証がありません。大きな副作用があるわけではありませんが、やはりきちんとした品質の薬を飲むべきです。

第二章

高齢者の正しい薬の飲み方

まずは少ない量から始めてみる

第一章でも述べたように、年をとればとるほど、人間は薬が効きやすくなって、副作用などさまざまな有害作用が出やすくなります。薬の量のさじ加減がとても大切になるのです。

この章では、副作用をさけ、効果的に治療効果をあげる具体的な薬の飲み方についてみていきたいと思います。

まず薬の量についてです。高齢者が若い人と同じ分量で薬を飲むのは、副作用や中毒の観点からもおすすめできません。個々の状態に応じて、きめ細かく薬の量を調節しなければいけない、という話を再三述べてきました。

しかしこれには例外はあります。急性疾患の場合の救命的な薬に関してです。

たとえば肺炎で入院したときに、抗生物質を少量ずつ投与していては肺炎には効きません。そういうときは年齢に関係なく、決められた量を一気に体内に入れなければいけません。

抗生物質は少しずつ入れると、原因となる菌に耐性がついてしまいます。ですから菌がすっかりいなくなるまで、規定量の薬を体内に入れて、徹底的に殺さなければいけないのです。

反対に高血圧や軽い糖尿病、高コレステロールといった慢性疾患は、緊急性があるわけではありません。副作用を避ける意味でも、薬の分量は少ないほうがいいのです。一律に成人はこれくらいと量が決められていても、高齢者の場合は、最初は少ない量から始めるのが無難でしょう。

目安として若い人の三分の一から半分ぐらい、そこから始めて効果をみます。副作用が出るか、効きめはあるのか、様子を見ながら、効果が不十分だと思ったら増やしていくのがいいでしょう。

まったく副作用が見られなければ、若い人と同じくらいまで飲んでもいいことがあります。

とにかく気をつけなければいけないのは、「この薬は十年前から飲んでいるから安心だ」とか、「前に飲んで問題なかったから、今度も大丈夫だ」と安易に自分で決めつけてしまうことです。

去年より今年、今年より来年と、人間は確実に老化していくものです。臓器の働きが落ちてきますし、複数の病気になって、追加される薬が出てくるかもしれません。

そうすると薬と薬の相互作用の問題が出てきます。

私はなにも高齢者は薬を飲むな、といっているのではありません。薬の副作用が出やすい年齢になっているのだから、あらかじめそうしたことを予測し、薬の量を調節して様子を見ながら、賢く飲んでほしいと言っているのです。

飲む薬は五種類までにおさえる

薬の量の次に問題になってくるのが、薬の種類が多すぎるということです。飲む薬の種類が多いと、全体の薬の量も多くなるので、その分だけ副作用の危険も増える、というわけです。

飲む薬が多いことを、医学用語では「多剤併用」といっています。

図6は東大の老年病科（および都内診療所）で調べた服薬数と「薬物有害作用」の発現頻度の統計です。この図を見てもわかるように、「多剤併用」になればなるほど、副

1）薬物有害事象の頻度

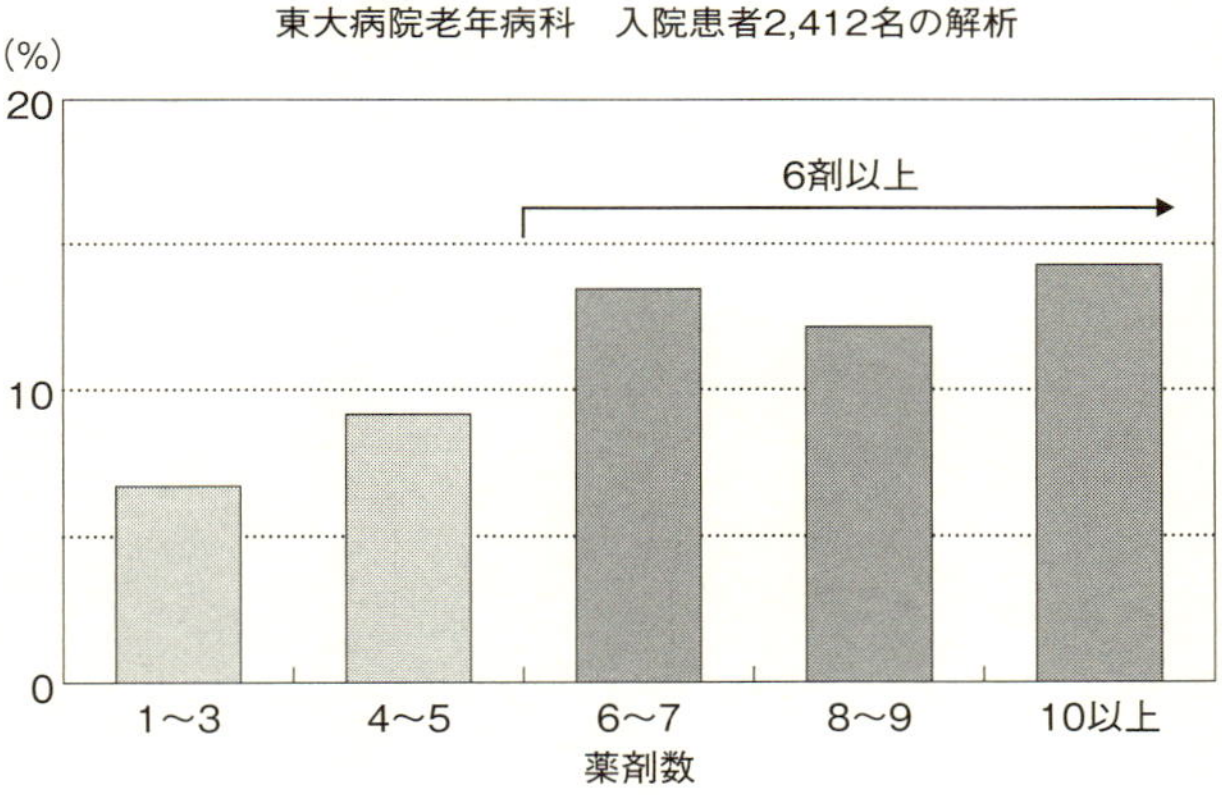

2）転倒の発生頻度

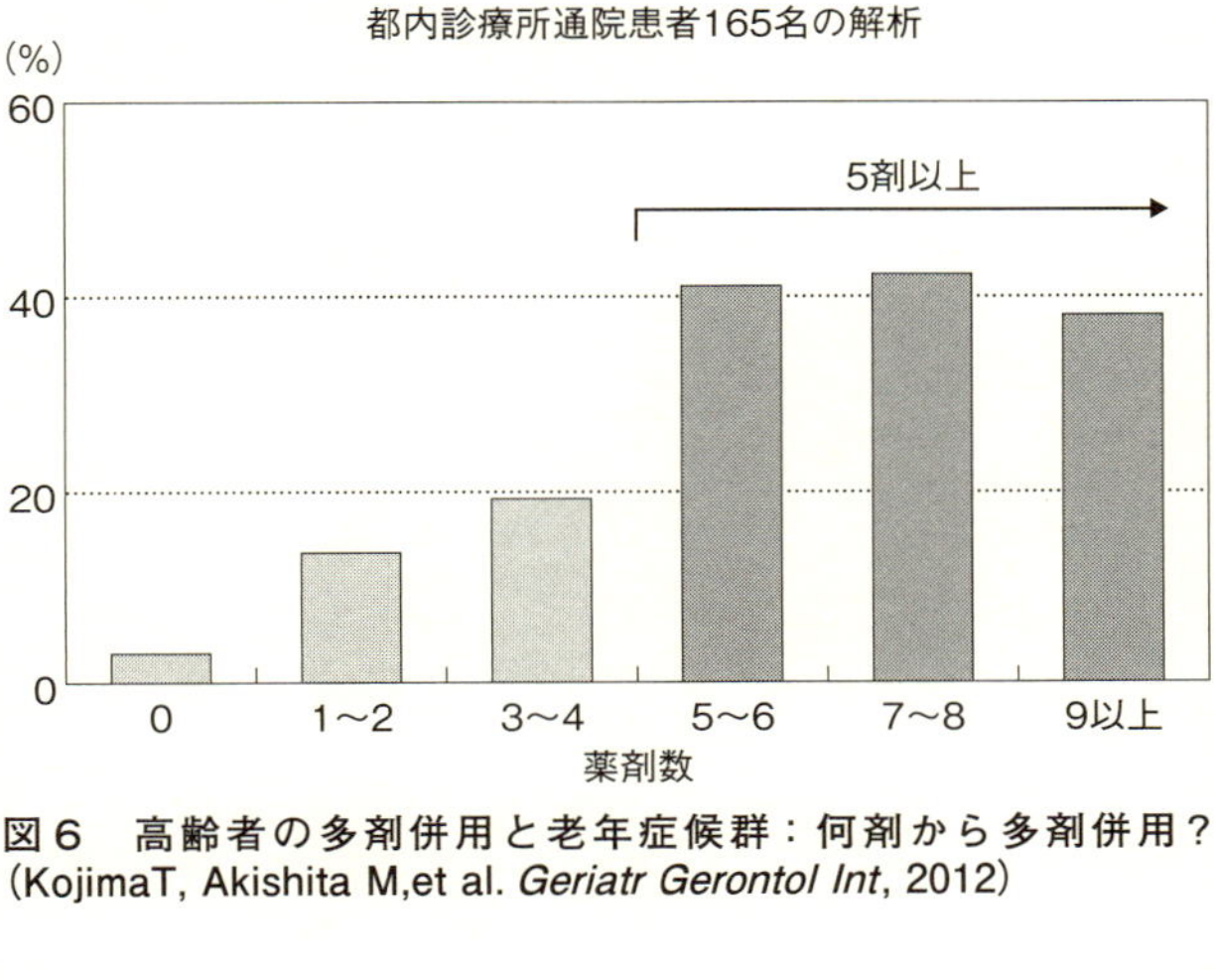

図６　高齢者の多剤併用と老年症候群：何剤から多剤併用？
(KojimaT, Akishita M,et al. *Geriatr Gerontol Int*, 2012)

作用があらわれる率は顕著に増えます。

だいたい薬が六種類を超えると、副作用が一五%くらいにはね上がります。

副作用をさけたければ、薬をなるべく飲まないのが一番いいのですが、かといって、病気を放置するわけにはいきません。何度も言いますが、薬はさじ加減が大事。「飲むな」と言っているわけではありません。

ですから必要な薬は飲まなければいけません。では何種類くらいが適当か?

私たちは老年医学会というところで、いろいろ検討した結果、いちおう「五種類」を目安にするという方向で意見がまとまっています。

複数の診療科にかかり、たくさんの薬を出されている方も、いちおう「五種類」ということをひとつの目安にされるといいと思います。


「多剤併用」で何が問題かというと、一番の問題は、薬同士の相互作用が起きることです。実はAとB二種類の薬同士の相互作用はある程度調べられているのですが、三種類以上、A、B、Cを一緒に飲んだら何が起きるかについては、だれも調べていないのです。そんなデータはどこにもありません。

しかし人間の体の中では、実際に相互作用が起きている。ちょっとこわい話です。

そもそもすべての病気に薬を飲まなければいけないのか？

高齢者がどれくらいの種類の薬を飲んでいるか調べてみると、だいたいひとつの病気に対して一・二種類くらい。病気ひとつに対して一〜二種類の薬という計算になります。

高齢者は病気が多いので、どんどん薬の種類が増えてしまいます。それが過剰になると「高齢者の薬漬け」が生まれてしまいます。

薬の種類が増えれば増えるほど、副作用や飲み合わせのリスクも高まるのですから、ここで原点に立ち返って、考えてみることが重要です。

そもそもひとつひとつの病気に対して、すべて治療薬を飲まなければいけないのかという問題です。

「本当にその薬は必要なんですか？」という本質的な問いです。

たとえば脳卒中や動脈硬化を予防するためにコレステロールを下げる薬を飲んでいるとしましょう。そういう高齢者はかなりの数にのぼります。しかし七五歳以上の人がコレステロールの薬を飲んだからといって脳梗塞が減ったというデータは、どこにもありません。

ならば、七五歳をすぎたら、コレステロールを下げる薬はいらないかもしれない、といっても過言ではないわけです。

糖尿病についても同様です。血糖を下げる薬を飲んで、「ＨｂＡ１ｃ」を下げるのが糖尿病では一般的な治療ですが、高齢者にそれをしたほうがいいのかどうか、本当のところはよくわかっていません。むしろ血糖を下げすぎないほうが、長生きする、という指摘もあります。

では確証がないから、本当に薬は飲まなくていいのかというと、そう言い切ってしまうのも、乱暴です。どうするかはその人の老化の具合や病気の種類、置かれた状況など個人個人で違います。

だからこそ、一概に「何歳だからこの分量」と決めつけず、一人一人に合わせた投薬とさじ加減が必要なのです。

たとえば老化がそれほど進んでいない若い体であれば、若い人と同じように、薬を飲んでコントロールすればいいでしょう。けれど同じ年齢でも足腰が弱って虚弱であれば、それほど厳密にコントロールしなくていい、という考え方もできます。

つまりは一〇〇人いれば、一〇〇通りの薬の飲み方がある。一概に、これはこう、と決めつけることはできないのです。自分の場合はどうなのか、薬の飲み方にもう少し敏感になったほうがいいと思います。


また対症療法の薬も考えなければいけません。たとえばしびれに効くといわれて薬を飲んでいても、しびれが治らないのであれば、その薬は効いていません。

効かない薬を何のために飲んでいるのか。本当に飲む必要があるのか。

「しびれはある」→「でもしびれを止める薬は効かない」→「ならば、しびれを止める薬は必要ない」と考える。よけいな薬を飲んでいると、それだけほかの薬に影響するリスクも高まってしまいます。こんなあたり前のことを一度ちゃんと考える必要がありま す。

さらに薬を飲まなくても、生活習慣を改善することで予防や治療ができる選択肢があるのなら、そうした方法も考えたほうがいい。できるだけ薬の種類を減らしていく方法を考えるべきです。

処方カスケードのリスクを防ぐために

ここで多剤併用のちょっとこわい話をしておきましょう。薬であらわれた副作用を病気だと勘違いし、次々と薬が追加されたために、新たな副作用が生まれ、最後は重篤な状態におちいってしまう例です。

これを「処方カスケード（カスケードは反応が連続して起こることをいう）」といいます。高齢者にはときどきこの「処方カスケード」が見られることがあり、それが結果として老人特有の症候となってあらわれる（図1参照）、ということです。老人だから「転倒」する、「認知症」になるのではなく、薬の「処方カスケード」によって、「腰痛」「関節痛」が出て「転倒」する、認知症まがいの症状がでるということです。これは十二分に、注意が肝心です。

海外の話ですが、「処方カスケード」の例をあげておきましょう。

八〇歳になるある婦人は、血圧が高かったため、降圧剤を処方されていました。ところがこの降圧剤はせきが出る副作用があるタイプのものがつかわれていたのです。

血圧の低下が不十分なためにこの降圧剤の量が増やされました。婦人はゴホゴホと風邪をひいたようなせきが出たものですから、せきを止める薬が処方されました。ところがせきは止まらず、鎮咳剤のせいで次第に無気力になっていったのです。せきが止まらないために、次に処方されたのが抗菌剤です。

しかしこの薬のせいで水様性の下痢になり、最後は脱水によるせん妄が生じ、錯乱状態になって救急搬送されました。

この症例では、血圧コントロールのためにアンジオテンシン変換酵素（ＡＣＥ）阻害薬が増量されたことが、「処方カスケード」の始まりになったのです。

この症例では、すべて同じ医師による処方でしたが、それでも「処方カスケード」をつくってしまいました。もっと別な可能性としておそろしいのは、患者さん自身が新たな症状を別の病気と思い込んで、ほかの病院（ほかの診療科）を受診してしまうことです。担当医がバラバラに処方した薬が「処方カスケード」を招かないとも限りません。

「多剤併用」のリスクはこれほどおそろしいものなのです。

薬に優先順位をつけてみる

「多剤併用」のリスクを避けるためには、最大でも薬の種類を五種類以内にしぼるのが理想です。もし一〇種類の薬が出されていたら、薬の優先順位を考えて、一から一〇まで順番をふることが可能です。もちろん、本人が好き勝手に行ってはいけません。こういうことこそ、主治医に相談してください。以下の症例は、そのために基本的に考える材料を提供することを目的に書きました。

そして優先順位六番目以降は、病気のための治療薬であっても、優先順位は低いので主治医と相談しながら、いったんは中止して様子をみる。そういうことを試してみてもいいと思います。

こんな例があります。

七九歳の男性Bさんは高血圧と狭心症、脳梗塞、右顔面チックに対する薬として七種類の薬を処方されていました（図7）。

「アテノロール」は血圧の薬でβ遮断薬です。「エナラプリル」はＡＣＥ阻害薬という

７種類、１日３回から
３種類、朝１回に簡便化

受診時 ➡ ２週後 ➡ その後

受診時

朝	アテノロール	50mg
朝	エナラプリル	5mg
朝	アスピリン	100mg
朝・夕	ニフェジピンL	各10mg
朝・夕	ニコランジル	各5mg
寝る前	クロナゼパム	3mg
寝る前	クアゼパム	15mg

２週後

朝	エナラプリル	5mg
朝	アスピリン	100mg
朝・夕	ニフェジピンL	各10mg
朝・夕	ニコランジル	各5mg

その後

朝	エナラプリル	5mg
朝	アスピリン	100mg
朝	アムロジピン	5mg

79歳男性。高血圧、狭心症、脳梗塞症、右顔面チックに対する処方を受けていた。２週間前に息子と同居するようになってから、起立時、歩行時のふらつきが出現。

図７　有害作用から不要な薬を中止できたケース

やはり血圧の薬、「アスピリン」は血栓を防ぐ薬、「ニフェジピン」は血圧の薬、「ニコランジル」は心臓の薬、「クロナゼパム」は抗不安薬、「クアゼパム」（商品名・ドラール）は睡眠薬です。

朝は「アテノロール」「エナラプリル」「アスピリン」、「ニフェジピン」「ニコランジル」は朝と夕の二回、夜寝る前には「クロナゼパム」「クアゼパム」を飲んでいました。

Bさんは地方で一人暮らしをされていましたが、Bさんの生活を心配した息子さんが東京に呼び寄せました。

ところが同居を始めてからふらつきが目立つようになりました。同居後二週間目にはどうにもふらつきがひどくなって、私のところを受診されたのです。ふつうに考えると、生活環境が変わったストレスや軽い脳梗塞が疑われます。

　紹介状も持っていらしたので、私は「薬はどうされていますか?」と聞いてみました。すると付き添ってきた息子のお嫁さんが「ちゃんと飲んでいます」と答えてくれました。お嫁さんが医師の指示通り、きちんと薬を出してくれるので、Bさんはその通りきっちり飲んでいるとのことでした。

「じゃあ、その前はどうされていたんですか?」と私が聞くと、Bさんは「一人暮らしのときは適当に飲んでました」と言います。

「どれくらいですか?」「半分くらいかな」「どれを飲んで、どれを飲まなかったんですか?」「そんなもん、適当だよ」

　つまり、Bさんは一人暮らしのときは、処方された薬を適当に半分くらいしか飲んでいなかったのです。主治医もBさんが半分しか飲んでいなかったことは把握していませんでしたから、そのままの量で薬を出しつづけていたのでしょう。

　ところがBさんが東京に出てきて、息子夫婦と同居するようになると、ありがたいことにお嫁さんが薬の管理をきちんとしてくれるようになりました。その結果、Bさんはいままでの倍の量の薬を〝正しく〟飲むことになったのです。

Bさんの血圧を私のところではかると一〇〇ちょっとしかありません。心電図でも徐脈になっていて、「これではふらつきますよね」という数値でした。おそらく三種類も出されている血圧の薬が効きすぎているのでしょう。

そこで私は三種類ある血圧の薬を減らすことにしました。とくにβ遮断薬は高齢者が飲むと脈が遅くなってふらつきが起きたり、認知機能にもよくありません。そこで「アテノロール」というβ遮断薬をまず中止しました。また夜寝る前に飲んでいた抗不安薬と睡眠薬もふらつきの原因になるので中止。朝・夕・夜寝る前と一日三回七種類の薬を飲んでいたのを、まずは一日二回、四種類まで減らしてみたのです。

それを二週間つづけたところ、血圧と脈拍が戻って症状も軽くなりました。

さらに血圧の薬「ニフェジピン」は、もう少し作用時間が長い「アムロジピン」という薬に変え、狭心症の薬「ニコランジル」も、狭心症という診断自体が、問診だけで下されたあいまいなものだったので、薬をやめてみたのです。

結果的に一日三回七種類の薬を飲んでいたのを、朝一回三種類の薬を飲むだけに減らしたわけです。するとBさんはみるみる元気を取り戻し、すっかり元通りに戻りました。

このように薬に優先順位をつけ、不要な薬をやめていくことで、問題の症状はなくなり、本人も楽になって、介護するお嫁さんも楽になったというわけです。

しかしどの薬の優先度が高くて、どの薬の優先度が低いかは、素人考えで判断できるものではありません。そのあたりのことはふだんから診てもらっている主治医の先生や専門家によく相談されて、薬の取捨選択をされることをおすすめします。

何度も言いますが、いまあなたに処方されている薬は主治医の先生が病気を治すために必要だと判断して、処方されているものです。決して、自分で勝手にやめるようなことだけはしないでください。

高齢者が飲むべきではない薬がある

薬の優先度については、個々人によって状況が異なるので、一概にどれが必要で、どれが優先度が低いかは、主治医や専門家でないとなかなか判定がつきません。

でも、どの高齢者にも共通する優先順位が低い薬、つまり「飲まないほうがいい薬」はあります。「高齢者に対して特に慎重な投与を要する薬物のリスト」（表1）をみてください。「飲まないほうがいい薬」の名前とおもな副作用の症状をあげています。

降圧薬の中枢性交感神経抑制薬は、脈が減り、めまいをもたらします。

睡眠薬と抗不安薬ではベンゾジアゼピン系が高齢者に副作用をもたらします。実は睡眠薬の多くはベンゾジアゼピン系ですので、十分な注意が必要です。抗うつ剤では三環系といわれるタイプのものが、副作用をもたらします。これらは、高齢者に認知症まがいの症状をもたらします。

これらの薬は高齢者に投与すると、ふらつきや転倒、うつ病や記憶障害、食欲低下や排尿障害などが引き起こされることがある危険なものです。私が外来で診ていても、年のせい、あるいは病気のせいだと思っていた症状が、実は薬で引き起こされていた、ということがよくあります。

あまりに頻繁にみられる症状なので、私たちはそれらを薬によって引き起こされた病気、つまり「薬剤起因性老年症候群」（表2）とよんでいます。

日本老年医学会ではこれらの薬は高齢者には問題が多いということで、「慎重投与薬」とよび、具体的な商品名をあげて、公表しています。

また、代替薬も示しています（詳しくお知りになりたい方はインターネットで「日本老年

系統	薬物（一般名）	商品名	理由、主な副作用
抗精神病薬（ブチロフェノン系）	ハロペリドール、チミペロン、ブロムペリドール	セレネース、リントン、トロペロン、インプロメンなど	錐体外路症状、遅発性ジスキネジア
抗精神病薬（ベンズアミド系）	スルピリド、スルトプリド	ドグマチール、アビリット、ミラドール、バルネチールなど	同上
抗パーキンソン病薬	トリヘキシフェニジル	アーテン、トレミン、セドリーナ、ピラミスチンなど	抗コリン作用
抗てんかん薬	フェノバルビタール	フェノバール、ルミナール	中枢性副作用、転倒
	フェニトイン	アレビアチン、ヒダントール、フェニトインN	同上
麻薬性鎮痛薬（経口）	ペンタゾシン	ソセゴン、ペンタジン、ペルタゾン	中枢性副作用（錯乱、幻覚）
非ステロイド性消炎鎮痛薬（NSAID）	インドメタシン	インダシン、インテバン	中枢性神経症状、消化性潰瘍、腎障害
	COX阻害薬以外の長時間作用型NSAID（常用量）	ボルタレン、ナイキサン、フェルデンなど	消化性潰瘍、腎障害
小腸刺激性下剤	ヒマシ油	ヒマシ油	嘔吐、腹痛
骨格筋弛緩薬	メトカルバモール	ロバキシン	抗コリン作用（口渇、便秘、排尿困難）、鎮静、虚弱
平滑筋弛緩薬	オキシブチニン	ポラキス	抗コリン作用（口渇、便秘、排尿困難）、鎮静、虚弱
腸管鎮痙薬	ブチルスコポラミン	ブスコパン、ブチスコ	抗コリン作用（口渇、便秘、排尿困難）、眼圧上昇、頻脈
	プロパンテリン	プロ・バンサイン	同上
制吐薬	メトクロピラミド	プリンペラン、テルペランなど	遅発性ジスキネジア、錐体外路症状
	ドンペリドン	ナウゼリンなど	錐体外路症状、高プロラクチン血症
男性ホルモン	メチルテストステロン	エナルモン、エナルファ	前立腺癌、前立腺肥大
女性ホルモン	エストロゲン製剤単独	プレマリンなど	子宮癌、乳癌発症率上昇。明らかな心保護作用は確認されていない
甲状腺ホルモン	乾燥甲状腺	チラーヂン、チレオイド	心刺激作用、T3、T4いずれも含む
血糖降下薬（第1世代スルホニル尿素）	クロルプロパミド	アベマイド	低血糖の遷延
	アセトヘキサミド	ジメリン	同上
血糖降下薬（ビグアナイド薬）	メトホルミン	グリコラン、メトグルコ（商品変更のため）など	低血糖、乳酸アシドーシスなど。高齢者では禁忌
	ブホルミン	ジベトスB、ジベトンS	同上
鉄剤	鉄（≧300mg/日）	各種	消化器系副作用増加、吸収量の上限
ビタミンD	アルファカルシドール（≧1.0μg/日）	アルファロール、ワンアルファなど	ビタミンD中毒症

ジゴキシン、鉄剤、ビタミンDは括弧内の用量の場合

表1　高齢者に対して特に慎重な投与を要する薬物のリスト（日本老年医学会、2005）

系統	薬物（一般名）	商品名	理由、主な副作用
降圧薬（中枢性交感神経抑制薬）	メチルドパ	アルドメット	徐脈、うつ
	クロニジン	カタプレス	起立性低血圧、鎮静、めまい
降圧薬（ラウオルフィア）	レセルピン	アポプロン	うつ、インポテンツ、鎮静、起立性低血圧
降圧薬（カルシウム拮抗薬）	短時間作用型ニフェジピン	アダラート、セパミット、ヘルラートなど	過降圧、長期予後悪化
血管拡張薬	イソクスプリン	ズファジラン	より効果の明らかな代替薬あり
強心配糖体	ジゴキシン（≧0.15 mg/日）	ジゴキシン、ジゴシン	ジギタリス中毒のリスク増大
抗不整脈薬	ジソピラミド	リスモダン、ノルペース、カフィール	陰性変力作用による心不全、抗コリン作用
	アミオダロン	アンカロン	致死的不整脈の誘発、高齢者での有用性不明
抗血小板薬	チクロピジン	パナルジンなど	顆粒球減少、血小板減少、出血傾向、下痢、皮疹、無顆粒球症
睡眠薬（バルビツレート系）	ペントバルビタール	ラボナ	中枢性副作用、依存性
	アモバルビタール	イソミタール	同上
	バルビタール	バルビタール	同上
	合剤	ベゲタミンA、ベゲタミンB	中枢性副作用、抗コリン作用
睡眠薬（ベンゾジアゼピン系）	フルラゼパム	インスミン、ダルメート、ベノジール	過鎮静、転倒、抗コリン作用、筋弛緩作用、長時間作用
	ハロキサゾラム	ソメリン	同上
	クアゼパム	ドラール	長時間作用型
	トリアゾラム	ハルシオン	健忘症状
抗不安薬（ベンゾジアゼピン系）	クロルジアゼポキシド、ジアゼパムをはじめとするベンゾジアゼピン系抗不安薬	コントール、バランス、セルシン、セレナミン、セレンジン、ホリゾンなど	過鎮静、転倒、抗コリン作用、筋弛緩作用、長時間作用
抗うつ薬	アミトリプチリン、イミプラミン、クロミプラミンなどの三環系抗うつ薬	トリプタノール、トフラニール、アナフラニールなど	抗コリン作用、起立性低血圧、QT延長
	マプロチリン	ルジオミールなど	抗コリン作用、より安全な代替薬あり
抗精神病薬（フェノチアジン系）	チオリダジン、レボメプロマジン、クロルプロマジンなど	メレリル、ヒルナミン、レボトミン、コントミン、ウィンタミンなど	錐体外路症状、抗コリン作用、起立性低血圧、過鎮静．チオ[…]ダジンはさらに併用禁忌多剤

表２　薬剤起因性老年症候群と主な原因薬剤

症状	薬剤
ふらつき・転倒	降圧薬（とくに中枢性降圧薬、α遮断薬、β遮断薬）、**睡眠薬**、**抗不安薬**、**抗うつ薬（三環系）**、抗てんかん薬、**抗精神病薬（フェノチアジン系）**、抗パーキンソン病薬（トリヘキシフェニジル）、抗ヒスタミン薬
抑うつ	中枢性降圧薬、β遮断薬、H2ブロッカー、**抗不安薬**、**抗精神病薬**、抗甲状腺薬
記憶障害	降圧薬（中枢性降圧薬、α遮断薬、β遮断薬）、**睡眠薬・抗不安薬（ベンゾジアゼピン）**、**抗うつ薬（三環系）**、抗てんかん薬、**抗精神病薬（フェノチアジン系）**、抗パーキンソン病薬、抗ヒスタミン薬（H2ブロッカー含む）
せん妄	抗パーキンソン病薬、**睡眠薬**、**抗不安薬**、**抗うつ薬（三環系）**、抗ヒスタミン薬（H2ブロッカー含む）、降圧薬（中枢性降圧薬、β遮断薬）、ジギタリス、抗不整脈薬（リドカイン、メキシレチン）、気管支拡張薬（テオフィリン、ネオフィリン）、副腎皮質ステロイド
食欲低下	非ステロイド性消炎鎮痛薬（NSAID）、アスピリン、緩下剤、抗菌薬、ビスホスホネート、**抗不安薬**、**抗精神病薬**、トリヘキシフェニジル
便　秘	**睡眠薬・抗不安薬（ベンゾジアゼピン）**、**抗うつ薬（三環系）**、膀胱鎮痙薬、腸管鎮痙薬（ブチルスコポラミン、プロパンテリン）、H2ブロッカー、αグルコシダーゼ阻害薬、**抗精神病薬（フェノチアジン系）**、トリヘキシフェニジル
排尿障害・尿失禁	**抗うつ薬（三環系）**、腸管鎮痙薬（ブチルスコポラミン、プロパンテリン）、膀胱鎮痙薬、H2ブロッカー、**睡眠薬・抗不安薬（ベンゾジアゼピン）**、**抗精神病薬（フェノチアジン系）**、トリヘキシフェニジル、α遮断薬、利尿薬

医学会」のホームページから「高齢者に慎重な投与を要する薬物」として検索してください)。

「慎重投与薬」の中でも一番問題になりやすいのが、睡眠薬と抗不安薬です。睡眠薬は飲んだことがある方はおわかりになると思いますが、飲んだらすぐ効くというものではありません。

だいたい、寝る三〇分くらい前に飲んで、そこから寝つくと、朝方までぐっすり眠れて、起きるときは薬効が切れてすっきり目覚めるというのが一番理想的な効き方です。

しかし表にあげているXさんが飲んでいた「ソメリン」やBさんが飲んでいた「ドラール」という睡眠薬は、高齢者の場合、半減期が三日くらいになってしまいます。夜寝る前に飲んだのに、そのあと三日間も効いていたのでは、朝起きてもぼおっとしたまま。ふらついて転倒したり、記憶が定かではなくなって、認知症状が出かねないとも限りません。これでは、いったい何のために薬を飲んでいるのかわかりません。

また睡眠薬の「ハルシオン」も比較的よく出される薬ですが、高齢者には注意が肝心です。夜トイレに起きたのを覚えていない健忘症状とか、夜間せん妄が起きやすい、慎重を要する薬です。

高齢者が睡眠薬を飲むときは、もう少し作用時間が短いものに変えてもらうことをおすすめします。

薬は急にやめてはいけない

高齢者にふさわしくない薬があるのは事実ですが、ここで強調しておきたいのは、もしあなたやあなたの親御さんが「慎重投与薬」を処方されていたとしても、素人判断で飲むのをやめるのは、とても危険だということです。

薬は急にやめるとこわいのです。

たとえばベンゾジアゼピン系の睡眠薬や抗うつ剤はパタっとやめると病状が悪化します。それもゆっくり悪化すればいいのですが、急に悪くなることがしばしばです。やめるときはかなり慎重にしなければいけません。

降圧剤のβ遮断薬も急にやめるとこわい薬です。これらの薬は徐々に量を減らしていくのが鉄則です。

急にやめると危険な薬は次の表の通りです（表3）。

くり返しますが、薬をやめるときは、絶対に素人判断で中止せず、専門家に相談してください。ふだんから診ている主治医の先生に相談するか、大学病院の老年病科など専門機関を受診する場合、紹介状があるとより正確な診断ができるでしょう。

表3　徐々に減量すべき薬剤

◆抗けいれん薬	◆麻薬
◆バルビツール酸	◆副腎皮質ステロイド
◆抗うつ薬	◆ β 遮断薬
◆ベンゾジアゼピン	◆硝酸薬
◆向精神薬	◆メチルドパ

薬が余っているのは認知症の始まり？

薬による弊害が起きるのは、「多剤併用」や高齢者にふさわしくない薬が投与されている場合だけではありません。

高齢者には薬の飲み忘れや飲み間違いがつきものです。高齢になればなるほど、「あれ、いつ飲むんだっけ？」とか「いくつ飲むんだっけ？」とか「どうやってつかうんだっけ？」とか、わからなくなりがちです。

つまり服薬管理がきちんとできていない。そのことが、さまざまな問題の原因になることがあります。

また認知症ではかなり初期の段階から薬の管理ができなくなることがわかっています。認知症をもっとも早く見つける方法は、薬がたくさん余っているのを発見することです。

本人は「ちゃんと飲んでいる」つもりでも、家にどっさり薬が余っている場合は、かなりの確率で認知症を疑ったほうがいいでしょう。

家族が余った薬を見つけることで、認知症の早期発見ができます。

飲みやすい合剤や貼付剤に変えてみる

飲み忘れや飲み間違いが多く、薬の管理ができないのなら、高齢者が飲みやすい薬に変えていく工夫が必要です。

薬は数が少ないほうが圧倒的に飲みやすいし、間違いも少なくなります。

私が医者になりたてのころは、高齢者の薬は副作用がこわいので、少量で多数出すやり方が主流でした。

しかしいまは一八〇度考え方が変わっています。すなわち、なるべく薬の数を少なくする。そのために二種類の成分が一つの錠剤になっているハイブリッドの「合剤」も生まれています。

血圧とコレステロールの合剤や、違う成分の血圧や糖尿病の薬の合剤などが出ていますから、こういうものをつかうと薬の種類や飲む回数やさらに薬代も（合剤は二剤で飲むより安くなっています）減らせて便利です。一度、主治医に相談してみるといいと思います。

薬を飲みこむのが大変だったり、のどでつかえてしまう高齢者に対しては、口の中で溶けて水なしで飲める便利な口腔内崩壊錠（ＯＤ錠といいます）が出ています。

ＯＤ錠は口の中で溶かして飲むので、少し大きめにつくってあります。指先や目の機能が衰えてきた高齢者にとっては、あまり小さな錠剤だと見えなかったり、ポロっと落としてしまいます。その点、大きな形状でつくられたＯＤ錠は便利です。

また最近では皮膚に貼り、薬効が皮膚を通して浸透していく認知症の貼付剤も出ています。飲み薬は本人が「飲んだ」と言っていても、本当に飲んだかどうかわかりません。ポロっとそのへんに落としていたり、口の中に入れても出してしまうことがあります。

しかし貼り薬なら、貼ってあることを確認すれば、確実につかっていることがわかります。日付を書いておけば、いつ取り替えたか一目でわかるので、間違いが防げるでしょう。

薬は夜飲んでも、朝飲んでも変わらない

薬はたいてい「朝飲む薬」「昼飲む薬」「夜あるいは寝る前に飲む薬」にわかれています。しかし絶対にそのタイミングで飲まなければいけないとは限りません。もちろん血糖をコントロールする薬や睡眠薬などは、飲むタイミングが重要ですが、血圧やコレステロールの薬はそうとも限りません。

ふつう、血圧の薬は朝、コレステロールの薬は夜飲むように処方されていますが、そうしなければいけない確かな理由はありません。

たとえば血圧の薬をなぜ朝飲むのかというと、勤めている人は朝食をきちんと食べて出かけますが、夜は宴会も含めて外食が多いので、服薬が不規則になりがちだから、朝に飲もうという、それだけの理由です。

あとは朝は血圧が比較的高くなりやすい人がいるので、血圧の薬は朝、という理由もあります。

でも最近の薬は長時間作用型ですから、朝飲もうと、夜飲もうとあまり関係ありません。作用がゆっくり効いてくるので、飲んでもすぐに血圧が低くならないかわりに、二、三日飲むのを忘れても急に血圧が上がるということはありません。

ということはいつ飲んでも、あまり変わらないということです。むしろ、血圧が朝上がるのなら、夜飲んでおいたほうが、長時間作用して、血圧が上がってくる朝方に効くほうがよいという考え方もできます。

そのため最近ではむしろ、朝の血圧を下げるために、夜、血圧の薬を飲んだほうがいいという考えが主流になっています。

またコレステロールの薬を夜飲むのは、コレステロールの合成が夜になることが多いといわれているからです。でも実際に測ってみたら、コレステロールの薬を朝飲んでも、夜飲んだのとあまり結果は変わりませんでした。

ですからこれらの薬は飲む人自身や介護する人の生活パターンを考えて、飲みやすい時間にまとめて飲んでしまってかまわないのです。

お嫁さんがパートや勤めに出ているようなときは、朝はバタバタしていて忙しいでしょうから、同居する高齢者の薬は、朝ではなくまとめて夜、お嫁さんの管理しやすい時間に飲んでもらえばいいでしょう。

あるいはヘルパーさんが入っているようなお宅だと、ヘルパーさんが来る時間に合わせて、昼間一回にまとめてしまってもかまいません。

ほとんどの薬は食前でも食後でもかまわない

薬はたいてい食後に飲むことになっていますが、これもあまり気にしなくていいと思います。血糖をコントロールする薬は食前に飲まなければいけないものもありますが、それ以外はほとんどの薬は食前でも食後でも効き目に大差はありません。

年をとってくると生活リズムがくずれてきて、朝起きるのが遅い人もいます。「昼飲む薬と朝飲む薬が一緒になっていいでしょうか」とよく聞かれますが、そういうことに対処するためにも、薬はなるべく一日一回でいいものに切り換えて、自分が一番飲みやすい時間帯を決めて一度に飲むようにしたらいいでしょう。もちろん、自己判断ではなくそのように処方してもらえるか主治医に必ず相談して下さい。

飲む薬は一包化すれば、リスクが防げる

高齢者の飲み間違いをふせぐもっともいい方法は一回ごとに飲む薬をまとめてひとつの包みにしてしまうこと＝一包化です（図8）。

1. 一包化

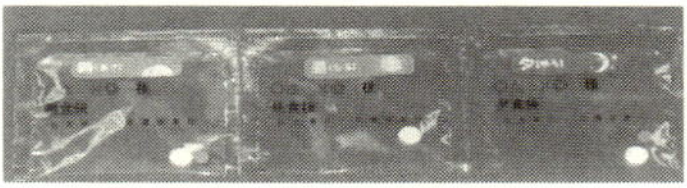

2. 服薬カレンダー

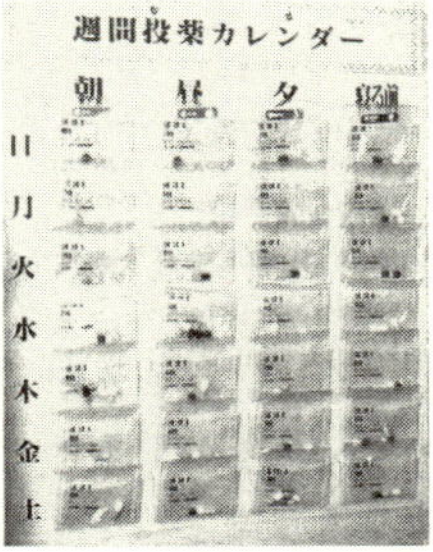

図8　飲み忘れないための工夫（『高齢者を知る事典』より）

朝飲む薬が複数種類あったとします。それをある薬は二錠、ある薬は一錠といった具合に、複数飲まなければいけないとなると、シートから出す際に飲み間違いのリスクが格段に増えます。

しかも朝、昼、晩など一日何回も、いろいろな薬を飲まなければいけない場合、高齢者でなくても間違えることがあるでしょう。

ですから複数の薬を飲んでいる高齢者に

は、それぞれ飲むタイミングに合わせて、ひとつの袋にまとめてしまう一包化をぜひおすすめしています。

飲むほうは、それが何の薬かわからないかもしれませんが、それでも間違えて飲まれるよりずっとましです。

薬を一包化したことで、服薬管理がとてもうまくいった例をご紹介しましょう。

八六歳の女性Cさんは、心不全で一度東大病院に入院されたことがある方です。ひとり住まいで隣に息子家族が住んでいます。近くの診療所に定期的に通院され、薬を処方されています。

出されていたのは「ラシックス」(利尿剤)、「クレストール」(コレステロールの薬)、「セルベックス」(胃薬)、「ムコダイン」(たんの切れをよくする去痰剤)、「アレジオン」(抗アレルギー剤)、「レンドルミン」(睡眠導入薬)。これらを朝、夕、夜寝る前の三回にわけて飲んでいました。

薬は一四日分出していたのですが、なぜか足りなくなってしまい、一〇日目には来院するという不思議な現象が起きてしまうのです。

なぜそういうことが起きるのか、Cさんの息子さんに来ていただいて、話をきいてみました。ふつう薬が足りなくなるのは、睡眠薬を処方されていて、眠れないからもう一錠よけいに飲んでしまうというケースです。

でもCさんはそんなことはない、という話です。おまけにCさんは認知機能のテストをしても点数はいいので、飲み間違いが頻繁に起きるとも考えられません。

これは推測ですが、一四日分の薬は十個入りの一シート＋バラ四個という形で出しています。おそらくCさんは半端になった四個をなくしてしまうのではないでしょうか。

飲む薬の種類が多すぎると、飲み間違いや紛失が起きますので、私はCさんに胃薬や去痰剤、アレルギーの薬を減らすことを提案しました。

しかしCさん自身が薬好きで、私の減薬提案に応じてくれません。

そこで、こんなふうにして、一包化してみました（図9）。

まず朝飲む薬は①②③④、これを一包にしました。③④⑤は夕食後に飲む薬ですが、これと⑥の夜寝る前に飲む薬をくっつけてしまい、③④⑤⑥を一包にしてしまいました。そして睡眠薬はあまり早く飲むと眠くなってしまいますから、③～⑥は夜寝る前に

①クレストール（2.5mg）
1回
②ラシックス（20mg）
1回　朝
③セルベックス（各25mg）
2回　朝・夕
④ムコダイン（250mg）
2回　朝・夕
⑤アレジオン（200mg）
1回　夕
⑥レンドルミン（0.25mg）
1回　寝る前

➡

（1）朝に飲む用（一包化）
クレストール
ラシックス
セルベックス
ムコダイン
（2）夜寝る前に飲む用（一包化）
セルベックス
ムコダイン
アレジオン
レンドルミン

86歳女性、独居（隣に息子家族）、14日処方に対し、10日目に来院、薬がなくなったという。通算4か月で6か月分の処方。薬を変えず、朝と眠る前の2回に一包化。定時処方で間に合うようになった。

図9　一包化により服薬管理がうまくいったケース

飲むことにしたのです。

つまり「朝のお薬」「夜寝る前のお薬」というように一包ごとに一日二回の服用にわけたところ、薬が足りなくなるという不思議な現象はなくなりました。

こんなふうに、少し飲み方が複雑な場合は、一包化にされるといいのではないかと思います。

一包化のデメリットとは

飲む薬が多い高齢者には一包化がおすすめですが、一包化にまったく問題がないわけではありません。

一番のデメリットは、長期保存ができないことです。錠剤やカプセルのほとんどはPTPシートといわれるシートに入っています。PTPシートとはよく見かける指でプチッと破って薬を出すプラスチック製のシートのことです。

PTPシートに入っていれば、薬は一、二年は十分もちます。でも一包化すると、薬をシートから出してしまいますから、保存期間はぐっと短くなります。

とくにOD錠といって、口の中で溶けるタイプの薬は、吸湿性が高いので、シートから出すと湿気を吸ってすぐボロボロになってしまいます。

一包化した薬は遅くとも二、三カ月以内には飲みきってしまうほうがいいでしょう。

また一包化すると、途中で薬をこまめに変えられないデメリットもあります。たとえば血圧の薬は効きすぎだから、別の薬に変えよう、とか、もう一種類薬を増やそう、といった場合、一包化されてしまっていると、それをバラして入れ替えるのは難しくなります。

そういうこともあるので、私が診察するときは、患者さんの様子が安定してくるまでは、二週間単位で一包化したものをお渡しするようにしています。

薬の量や種類が変わる可能性があるときは、なるべく短い期間で一包化してもらうようにして、薬の変化に対応できるようにしましょう。最初からいきなり二カ月分をまとめて一包化でもらう、というようなことは避けたほうがいいと思います。

一包化は処方箋に指示をもらう

一包化は調剤薬局なら、どこでもやってくれるはずです。でも一包化を指示した処方箋がないと、薬局の完全なサービスになってしまうので、忙しいところは嫌がるかもしれません。

一包化したいなら、まずは「一包化する」という指示がある処方箋を医師からもらうことをおすすめします。

しかし複数の医者にかかっているときは、薬をもらう日がそれぞれ違うので、処方箋があっても物理的に一包化できないことがあります。

そういうときでも方法がないわけではありません。

ひとつは処方箋をまとめて薬局に持っていき、一緒に調剤してもらう方法です。ただしこれにはひとつ問題があります。処方箋には有効日数があって、ふつうは四日間しか有効期間がないのです。だから処方箋だけもらって、何日もたってから薬をもらうというのは、厳密にいうとまずいのです。

一日にまとめて複数の診療科にかかるときはいいのですが、ある日は整形外科、別の日は内科というぐあいに、診療日が離れてしまうと、一包化は難しいかもしれません。

現実的な方法としては、いったん薬をシートのままもらっておき、最後に一包化する薬局にその薬も一緒に持っていって、全部の薬をまとめて一包化してもらうのです。

その場合は、同じ薬局にしたほうがいいでしょう。別の薬局で出してもらった薬を持っていくと、処方箋もないし、薬局では責任が負えないので、嫌がる可能性があります。サービスがいい薬局ならやってくれるかもしれませんが、「今日はやっておきますから、次回から先生に処方箋をお願いしてくださいね」と言われるでしょう。

最近は直接医師に電話がかかってくることが多くなってきました。「患者さんが一包化してほしいと言っていますが、いいですか」と聞かれるのです。とくに病院の前にある門前薬局は病院とツーカーなので、私たち医師としては、すぐ連絡があって助かります。

医師のほうが「そうしてください」と言えば、それは指示をもらったことになるので、薬局も安心です。

いずれにしても、薬局は一か所に決めておくことをおすすめします。調剤薬局がひとつであれは、そこですべての薬の管理ができます。どうせもらう薬は同じなのですから、薬をもらうのは自宅に近い地元の薬局にしたほうが何かと便利です。

医者のほうも、何かあったとき、調剤薬局が一か所であれば、そこに電話してすべての薬を知ることができるので、とても助かります。

薬ケースやカレンダーで管理する

薬局で一包化してもらわなくても、薬ケースやカレンダーをつかって管理する方法もあります。薬ケースは曜日ごと、朝昼晩ごとに仕切りがついていて、だいたい一週間分くらい入るようになっています。

一週間ぐらいなら、薬をシートから出しても痛んだりしませんから、飲むときだけケースから出すという方法で、飲み忘れが防げます。

また自宅にあるカレンダーに薬をはりつけておく方法もあります。

カレンダーをつかって、薬の管理がたいへんうまくいったケースをご紹介します。

Dさんは、九三歳になる独り住まいの男性です。軽度の認知機能低下があり、数年前から健診で高血圧を指摘されていました（数値は一四〇～一五〇／九〇mmHg）。

高齢者の血圧をどこまで下げるべきかは、いろいろ議論がありましたので、私も半年ほどDさんの様子を見ていました。しかし血圧がどんどん上がってしまったため、降圧剤の投薬を開始したのです。

最初は少量、弱い薬で試してみたところ、薬がものすごく余ってしまいます。実際に血圧も下がっていないため、ほとんど薬を飲んでいないのではないかと推測されました。

そこで週に一度ほど様子を見に来る娘さんに頼んで、カレンダーにひとつひとつセロテープで薬を貼ってもらったのです。

薬は一週間だけしか出さずに、カレンダーには一週間分だけ薬を貼ってもらいました。そして朝起きて、ごはんを食べるとき、薬をはがして飲んでもらう。ちょうど一週間たつと薬がなくなるので、来院されるというしくみにしました。

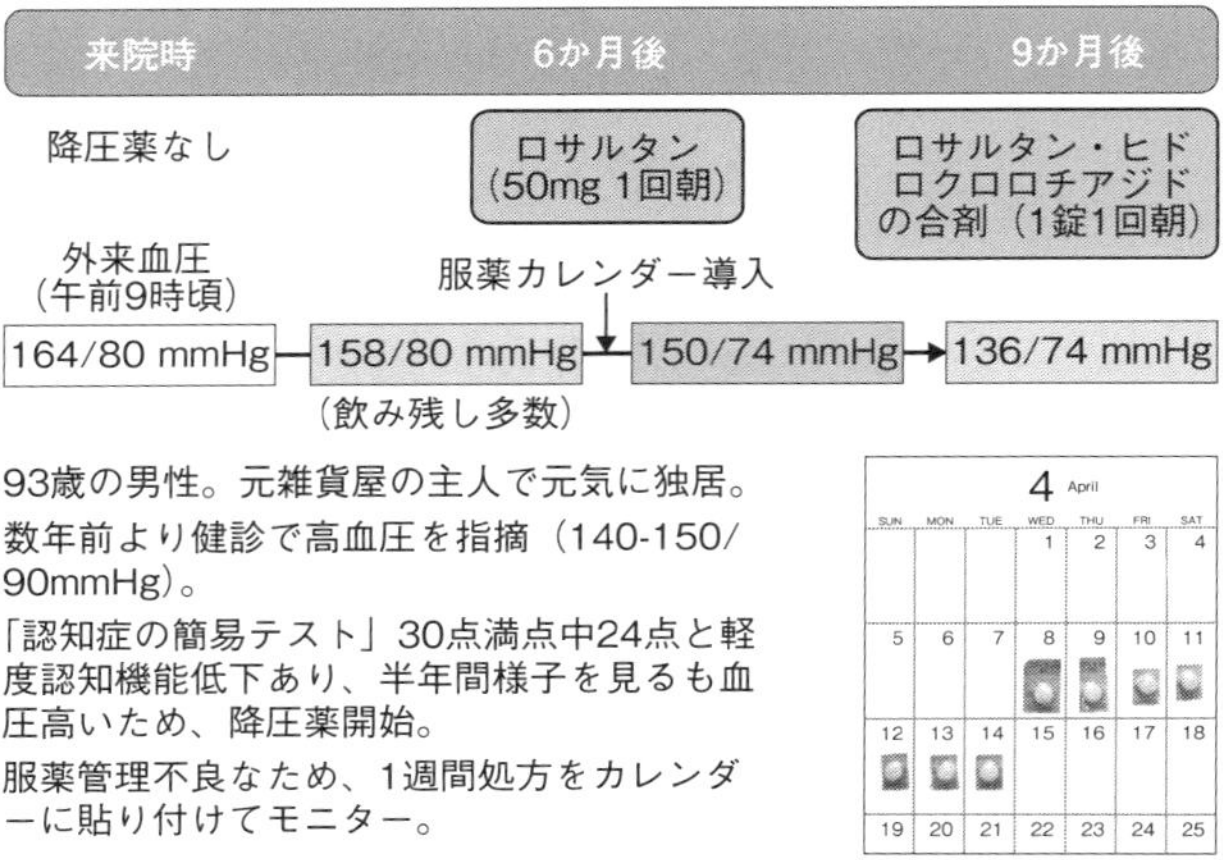

図10　服薬カレンダーの導入で服薬率が上がって血圧が下がった

こうすれば薬の飲み忘れも防げるし、日付も意識できるので、認知機能にもいいかな、と思ったわけです。すると、Dさんは週一回必ず来院されるようになり、薬を予定通りきちんと飲まれるようになりました。

血圧も順調に下がってきたので、さらに二薬を合剤にして降圧効果を上げ、問題なく薬で血圧をコントロールできるようになったのです（図10）。

このようにカレンダーをつかって薬の飲み忘れや飲み間違いを防ぐ方法は、簡単で、すぐできるので、おすすめです。

薬の種類が少なければ、自宅にあるカ

レンダーに直接はってもいいですし、飲む薬が多ければ、曜日ごとに透明な袋がついている服薬カレンダーも市販されています。

インターネットで「服薬カレンダー」を検索すれば出てきますし、薬局で販売しているところもあります。

お薬手帳は必ず持とう

お薬手帳は必ず携帯し、薬局で処方箋と一緒に出すようにしてください。たとえば大学病院に通っている患者さんが、風邪をひいて近所のクリニックに行ったとします。すでに大学病院で血圧の薬やそのほかいろいろな薬をもらっていることがお薬手帳でわかれば、開業医の先生も安心して薬を出すことができます。

でもお薬手帳がないと、同じような種類の薬を出してしまうかもしれません。とくにほかに通っている病院で薬の処方が変わったり、新しい薬が追加されたようなとき、お薬手帳があると、薬の重なりが防げるのです。

私が診た患者さんの中には、薬の名前は違っても、同じ効能の薬を複数飲んでいる人がいましたし、いろいろな診療科から痛み止めの薬が出ている方もいました。

そういう重なりを防ぐためにも、お薬手帳はひじょうに有効な手段になります。

重複している薬があるときは、「この鎮痛剤はどういう意味があるのか？」「こちらの鎮痛剤は何のために出しているのか？」という検討をしなければいけません。

そのときに「この薬はやめよう」「この薬はつづけよう」という指揮をとるところが必要になります。基本的にそうした指揮はふだんその人をよく診ている近所のかかりつけ医が適任だと思います。

その意味でも、薬局は近所の一か所にしぼって常時お薬手帳を提出し、薬の一元管理をしてもらうと、かかりつけの主治医とも連携がとれて、うまく治療が進むのではないでしょうか。

コラム2　飲み忘れたときは飛ばしたほうがいい

薬を飲み忘れることがあります。たとえば朝飲む薬を飲み忘れて、昼飲んだために、夜飲む薬と間隔がくっついてしまう場合に、どうするかということです。

もし朝と夜で飲む薬の種類が別の場合は、朝飲む薬を昼飲んでもかまいません。でも朝と夜の薬が同じ場合は、間隔が短くなることで副作用などが出ることもあります。薬によっていろいろですが、基本的に自己判断で薬を飲むのは避けるべきでしょう。もしわからなければ、飲むより飛ばしたほうが無難です。

また朝飲む薬を忘れてしまって、夜飲んだ場合、翌朝、また朝飲む薬を飲んでいいかという問題もあります。そういうとき、私は「夜気づいたら、もうその日は薬を飲まず、次の日の朝まで待って飲んでくださいね」と患者さんには指示しています。

現実には、薬の間隔がくっついてしまったり、あいてしまっても、大きな問題が起きない薬がほとんどですが、多く飲むよりは、少なく飲んだほうが害が少ないことが多いのです。迷ったら、飲むより飲まないことを選ぶほうが安全だと思います。

第三章

よくある薬はこう飲もう

進歩する薬。一カ月に一度飲むだけでいいものも

この章では、ふだん高齢者やシニア世代の人たちによく処方されている薬について、本当に飲む必要があるのかどうか、飲むのであれば、どんな飲み方が正しいのかみていきたいと思います。

その前に、薬の種類について少しふれておきましょう。最近の薬は高齢者でも扱いやすいようにさまざまな工夫がされているものが多くなってきました。

ふつう、病院でもらう薬は錠剤か粉末がほとんどです。つまり口から飲む「内服薬」です。

薬は内服薬がいちばん楽で飲みやすいのですが、内服薬がうまくいかないケースもあります。たとえば骨粗鬆症を治療する「ビスホスホネート」という薬はひじょうに強力ですが、薬と一緒に大量の水を飲み、一時間は横になれず、体を起こしておかなければいけないという面倒な薬です。

そのため、高齢者には服薬がなかなかうまくいきません。そこで最近では一週間に一度飲めばいいタイプや、一カ月に一度服用ないしは注射すればいいというものも出てい

ます。

高齢者の場合、内服薬にすると、本当に飲んだかどうかわからないとか、飲み忘れるという問題も出てきます。

その点、注射であれば、確実に体内に規定量が入ったことがわかります。ただ注射は打つと痛いというデメリットがあります。しかし最近の注射薬はひじょうに使いやすくなっていて、刺してもあまり痛くない注射針が普及しています。また一カ月に一回打てば長期間効果が持続する薬、というものも出てきました。

内服薬を毎日飲まなければいけないとなると、飲み忘れや飲み間違いが生じやすくなりますが、一ヵ月に一度の注射なら高齢者にも負担は少ないといえます。


また最近は皮膚に貼る貼り薬も、高齢者用の薬として注目されています。心臓の薬で貼るタイプは昔からありましたが、いまは認知症の貼り薬が便利な薬として出回っています。

貼り薬は量の調節が簡単ですし、貼っておけば使っていることが確実にわかりますし、それに応じた効果が期待できるので、とても便利です。

薬は日進月歩で進化しているので、内服薬で飲みにくければ、医師や薬剤師に相談して、ほかのタイプの薬をさがしてみるのもひとつの方法だと思います。

〈血圧の薬〉

高齢者は血圧を無理して下げなくてもいい

降圧剤については、飲んだほうがいいのか、飲まないほうがいいのか、下げるとしたら、どこまで下げるのか、さまざまな議論が行われています。

とくに高齢者に関していうと、一律に血圧を下げるというよりはその人の病態や環境によって、めざすべき血圧が違うという考え方が主流になっています。

一般に高血圧と診断される基準は、

・上の血圧（収縮時血圧）一四〇、下の血圧（拡張時血圧）九〇

です。

若い人や中年まではこの基準でいいのですが、六五歳以上の高齢者になると、生理的に血圧は上がってきます。

また高齢者の場合は、血圧がすごく低い人のほうがその後の寿命が短い傾向がありま す。そのため高齢者の高血圧の管理基準は少しゆるくしてあります。現在の高血圧ガイドラインは次の通りです。

・六五歳以上　一四〇／九〇

診断基準は一貫して一四〇／九〇です。

これが七五歳以上の後期高齢者になると、さらに管理基準はゆるくなります。

・七五歳以上　一五〇／九〇

高齢者の場合、先にも言いましたように、血圧を下げたからといって必ずしもいい結果があらわれるとは限りません。もっというと、若い人と同じまで血圧を下げて、本当に脳卒中や心筋梗塞の予防効果があるかどうかがわかっていないです。

安全に血圧が下げられる人、たとえば降圧剤を一種類飲んで、ある程度すっと下がる人や、それで元気でいられる人は若い人と同じぐらいまで下げてもいいでしょう。

でも一種類の降圧剤では効かず、四種類も五種類も血圧の薬を飲んで下げるような無理な下げ方はやめたほうがいい。一五〇／九〇ぐらいまでなら、後期高齢者であれば、よしとしましょう、という考え方になっています。

もっともこれまで心疾患を起こしたことがある人や糖尿病の人は一三〇／八〇、脳血管障害を起こした人は一四〇／九〇と、高齢者であっても少し厳しめの基準にしています。

余命を考えて、ほどほどの薬を

高齢者の場合、考えなければいけないのは余命のことです。若い人のように、この先五〇年も六〇年も生きるのであれば、長期的な視点で血圧のコントロールも考えたほうがいいでしょう。

どこかの時点で脳卒中や心筋梗塞を起こすと危ないので、若いときから厳しい基準で血圧をコントロールしておいたほうがいいのです。

しかし高齢者はこの先、何十年も生きるわけではありません。残りの人生を考えると、降圧剤を飲んでふらふらになってしまうのなら、そこまで下げなくてもほどほどでいいという考え方がいいと思います。

降圧剤がきっかけで「処方カスケード」に？

高齢者の降圧剤によくつかわれるのはカルシウム拮抗剤の「アムロジピン」です。この薬は血管を拡張して、ゆっくりとマイルドに血圧を下げます。

高齢者の場合は「アロムジピン」のように、ゆっくり効く薬がいいでしょう。カルシウム拮抗剤の中には急に血管を広げてすぐに血圧を下げる薬もありますが、こうした強い薬は反射性頻脈といって、脈が速くなり、顔がほてったり、下肢にむくみが出ます。

また血圧を上げる物質の酵素を抑える「アンジオテンシン変換酵素阻害薬」と「アンジオテンシン受容体拮抗薬」も、一般によくつかわれる降圧剤です。最近ではとくに後者の「アンジオテンシン受容体拮抗薬」がつかわれるようになりました。

というのも、前者の「アンジオテンシン変換酵素阻害薬」のほうは、せきが出る副作用があるからです。

この副作用は日本人にわりと多いといわれています。この「アンジオテンシン変換酵素阻害薬」で注意したいのは、「処方カスケード」の引き金になることです。

ゴホゴホというせきが出るので、風邪をひいたと思って風邪薬が出て、風邪薬で胃をやられて、胃薬が出る、というように多剤併用がどんどん進んで、最後には重篤な副作用を招いてしまうことがあります。

降圧剤から「処方カスケード」になり、最後は脱水による錯乱状態で緊急搬送された海外の患者さんの症例を前に紹介しましたが、このような「処方カスケード」を招かないためにも、高齢者が薬を飲んで病気のような症状があらわれたら、すぐに病気と決めつけず、薬の副作用も一度疑ったほうがいいでしょう。

なお、降圧剤として、かつては利尿薬がよくつかわれていたことがあります。利尿薬は少量ならいいのですが（アンジオテンシン受容体拮抗薬との合剤としてリバイバル）、高齢者につかうと、尿酸値が上がるなどの副作用もあって、日本ではそれほどつかわれていません。


〈コレステロールの薬〉


コレステロールは下げなければいけないのか？

コレステロールは、いわゆる善玉コレステロールといわれるＨＤＬコレステロールと、悪玉コレステロールといわれるＬＤＬコレステロールにわけられます。コレステロールの数値で問題になるのはＬＤＬコレステロールのほうです。

どれくらいの数値を目安にするのかというと、
・何も疾患がない人　一六〇未満
・高齢者など　一四〇未満
・糖尿病や脳梗塞後の人　一二〇未満
・冠動脈疾患の人　一〇〇未満
になっています。つまりその人の病状によって、めざすべきコレステロールの値は異なるわけです。


ただ、これもあくまでも目標であって、必ずその値未満にならないといけない、というものではありません。

コレステロールを下げる薬をつかうことによって心筋梗塞がどれくらい減るのかというと、三割程度です。ということは七割の人は、コレステロールを薬で下げても、心筋梗塞を起こすわけです。

コレステロールを下げる薬を飲んでいれば、絶対に心筋梗塞や脳梗塞が防げるということにはなりませんし、飲まなかったら必ず発症するわけでもありません。

ですから高齢者の場合は、血圧の薬と同様、余命を考えると、若い人ほど厳密に数値を管理しなくてもいいと私は思います。

コレステロールの薬であらわれる副作用はごくまれ

コレステロールの薬の多くは、コレステロールの合成酵素を抑える「スタチン系」の薬です。この薬はひじょうによく効きますが、副作用として「横紋筋融解症」という症状が出ることがあります。

これは筋肉が破壊されて、筋肉痛や体のだるさがあらわれる副作用です。筋肉から出る酵素が血液中にも広がるので、腎障害も起こして、赤い尿が出ます。

患者さんの間にはこの「横紋筋融解症」の情報がけっこう行き渡っているせいか、筋肉痛やだるさがあると、すぐに薬を飲むのをやめる人がいるのです。

診察室でも「ちょっとだるかったので、薬を飲むのをやめました」という患者さんがいます。神経質な患者さんになると、別の薬を紹介しても「やっぱり筋肉痛がでました」と言って薬をやめてしまう。

次々に薬を変えていって、最後にはもう飲む薬がなくなってしまうことがあります。しかしコレステロールの薬で「横紋筋融解症」の副作用があらわれるのは○・何パーセントという低い確率です。

高齢者になると、筋肉痛は日常茶飯事ですから、おそらく筋肉痛や体のだるさがあっても、「スタチン系」の副作用ではない場合が多いと思われます。それほど副作用に神経質にならなくてもいいのではないでしょうか。

もし心配であれば、血液検査ですぐに「横紋筋融解症」かどうかがわかります。血液中に筋肉由来の酵素「クレアチンキナーゼ」がどれくらいあるかを測ればいいのです。

もっとも「クレアチンキナーゼ」の値は慣れない運動をしたり、高齢者の場合は尻餅をついただけでも上がります。

血中の「クレアチンキナーゼ」の値が一時的に高くても、「スタチン系」の薬の副作用ではなく、ほかの原因があるかもしれないので、よく確認したほうがいいでしょう。

〈糖尿病の薬〉

血糖値を抑えたほうが死亡率が高い？

糖尿病の薬には大きくわけて三つの系統があります。

（1）血糖の吸収を抑える薬
（2）インスリンの分泌を促す薬
（3）インスリンの作用を強化する薬

古くからあるのは（2）のインスリンの分泌を促す薬。「スルホニルウレア」、通称SU剤というインスリンの分泌を促進させる薬です。糖尿病の治療にはSU剤しかないという時代が長くつづいたので、昔はこの薬だけで治療していました。

ただ、この薬は長くつかうと、腎臓の排泄低下と関連してひどい低血糖を起こすことが知られています。

実際、アメリカでSU剤をつかって、血糖値を下げる大規模な試験をしたところ、厳しく血糖をコントロールした強化群のほうが、死亡率が高くなり、途中で亡くなる人がたくさん出て、試験が中止になったことがあります。

その原因は低血糖でした。ですからいまはＳＵ剤はあまりたくさんつかうのはやめましょう、という方向に動いています。


いまはＳＵ剤に代わって、他のタイプのインスリンの分泌を促す薬も出てきました。たとえばインスリンの分泌を促す「ＧＬＰ－１」というホルモンを助ける薬があります。この薬は「ＧＬＰ－１」を分解する酵素の働きを抑えることで、「ＧＬＰ－１」がスムーズに働けるよう環境を整えています。

「ＧＬＰ－１」は血糖値が上がったときだけ作用するので、血糖値が下がりすぎて、低血糖になることもまずありません。

服用も一日一回でよく、決めた時間にいつ飲んでもいいという便利な薬です。飲む時間が制限されない糖尿病の薬は初めてですから、この薬が出たことによって、糖尿病治療は劇的に変わりました。

ただひとつ残念なのは、重症の糖尿病をわずらっている人にはこの薬だけでは十分な効果が出ないのです。ほかの薬を併用しなければいけません。

血糖の吸収を抑える薬はガスがたまる

一方、血糖の吸収を抑える（1）の薬ですが、この薬は食前に飲まなければ効果がないという特徴があります。すると高齢者向けには服薬が難しくなります。

ただでさえ、お腹がすいてご飯を食べたいときですから、ついつい薬を飲み忘れます。私の患者さんでも、この薬を処方されている人はたいてい薬が余ります。

またこの薬はガスを発生して、お腹がふくらむという副作用があります。高齢者はもともと便秘の人が多いので、その上、お腹にガスがたまると苦しくてたまりません。

こうした理由からも、（1）の血糖の吸収をおさえる薬は高齢者に敬遠されがちです。

高齢者に慎重な投与が必要な薬もある

そこで最近では（3）のインスリンの働きを強化する薬に注目が集まっています。

ひとつは日本で唯一武田薬品から販売されている「ピオグリタゾン（商品名・アクトス）」という薬です。この薬を（2）のインスリンの分泌をよくする薬と併用してつかうと、ひじょうに優れた効果が出ます。

問題はこの「アクトス」は体内に水分を貯留して、むくんだり、体重が増える副作用があることです。インスリンの働きが悪い人は、肥満気味のメタボの人が多いのですが、そういう人がさらにむくんで体重が増えてしまうと、やはりこの薬は敬遠されがちになります。まだ決着はついていませんが、膀胱がんを引き起こしやすいという指摘もあります。

そのため、あらたに注目され始めたのが、「メトホルミン（商品名・メトグルコ、グリコラン）」という古い薬です。この薬もインスリンの働きを強化する効果がありますが、肝障害と代謝性アミドーシスを起こす副作用があるために、何十年も前につかわなくなった薬です。

しかしうまくつかえば、むくみや体重増加もありませんし、ひじょうに効果が高いいい薬だということがわかってきました。海外ではこの「メトホルミン」が糖尿病の第一選択薬としてつかわれています。

ただ、高齢者にはかなり慎重な投与が必要な薬です。やはり肝障害が起きる副作用が心配なので、私自身はつかったことがありません。でも慎重につかっている医師からは、ひじょうによく効く薬だという報告があります。

このように高齢者に対して、慎重な投与が必要な薬は、扱い慣れた人が上手につかわないとダメです。「若いときから飲んでいるから問題ない」とか、「古くからある薬だから大丈夫だろう」などと、盲目的にポンと出すような処方のしかたでは危ないということです。

〈睡眠薬〉

転倒の原因は睡眠薬にある？

睡眠薬や睡眠導入薬を飲んでいる高齢者は少なくありません。骨粗鬆症などで背中や腰に慢性的な疼痛のある人は、どうしても夜、眠りが浅くなってしまいます。高血圧や糖尿病がある人も不眠を合併することが多いため、睡眠薬を常用する人もいます。

こうした病気がなくても、年齢を重ねれば重ねるほど、睡眠時間は少なくなるので、「夜よく眠れない」「すぐ目が覚めてしまう」と不眠を訴える人が多く、睡眠薬の投薬につながります。

私はなるべく睡眠薬に頼らない上手な睡眠の取り方をすすめています。詳細については147～150ページを参照していただくとして、ここでは処方されている睡眠薬について述べてみたいと思います。

睡眠薬を飲んでいる人の特徴は、若い頃から常用している人が多いことです。しかし睡眠薬の連用は習慣性になってしまうので、海外ではよくないとはっきり指摘されています。

とくに高齢者になると、睡眠薬を服用したことによる転倒が多くなっています。もちろん不眠自体が転倒の原因にはなりますが、不眠に対処するための睡眠薬も転倒の原因になるわけです。

東京逓信病院の薬剤部の大谷道輝先生が調べた調査では、院内転倒一〇九件のうち、四二件は睡眠薬を飲んでいたケースでした。

つかわれていた睡眠薬は「レンドルミン」(一般名・ブロチゾラム)。日本でひじょうによく使われている薬です。しかし東京逓信病院では、この薬をつかっている人に、転倒しやすい傾向を認めたため、電子カルテで「レンドルミン」を処方するさいに警告メッセージを出すようにしたそうです。

すると「レンドルミン」の処方がものすごく減り、院内の転倒数も減ったという興味深い報告があります。

なお、骨折をともなうような転倒は夜間より昼間が多い傾向が見られます。

その理由は、睡眠薬の半減期（体内に残る薬の成分が半分に減る時期）にあります。夜寝ている間だけでなく、朝になっても薬がまだ体内に残っていると、頭がぼおっとして、体もふらつき、転倒するというわけです。

ちなみに「レンドルミン」の半減期は七時間です。七時間ならちょうどいいように思えますが、半減期が七時間ということは残り半分の成分はまだ体内にあるわけですから、朝になってもまだぼおっとする感覚が残っていることがあります。

高齢者に処方するなら、分量を半分にして効き方をみるか、「マイスリー」「アモバン」「ルネスタ」など半減期が短い薬をつかうのがいいでしょう。

高齢者には不向きな睡眠薬があるので要注意

睡眠薬にはたくさんの種類があります。なかには高齢者に慎重な投与を要する睡眠薬もあるので、注意が肝心です。薬物の具体例については66〜67ページの図（表1）を参照してください。

たとえば「ハルシオン」は半減期は短いですが夜間せん妄が出やすく、若い人でも取り扱い注意の薬です。

また抗不安薬につかわれる薬のなかにも、即効性があり、かつ半減期が長いものがあります。なかには三日くらい効いている薬もあります。

精神安定剤としてつかう分には、長く効いていていいのですが、睡眠薬には適していないということです。

睡眠薬の場合、依存性も問題になります。抗不安剤でよくつかわれる「エチゾラム」（商品名・デパス）という薬はスーッと効いて、気持ちが楽になるのですが、薬が切れてくるとドーンと気持ちが落ち込みます。するとまた飲みたくなるという、依存性の強い薬です。

いずれにせよ、眠れないからという理由だけで、安易に睡眠薬を出してもらうのはあまりおすすめできません。

市販されている睡眠改善薬なら効き目が弱いので安心だという人もいます。これも間違いです。いま市販されている睡眠改善薬は抗ヒスタミン薬です。つまり風邪薬と同じ成分。風邪薬を飲むと眠くなるのと同じです。

抗ヒスタミン薬はほかの薬との飲み合わせも心配ですし、高齢者が飲むと、せん妄を引き起こす薬としても有名です。

「医者からもらう薬がこわいから市販の睡眠薬にする」という発想はあまりに安易です。

〈抗うつ薬〉

抗うつ薬で認知症状の副作用が出ることも

抗うつ薬を若いときから長く飲んでいる人がいます。こういう人も高齢になったときは注意が必要です。

抗うつ薬には、昔からつかわれている三環系といわれる系統の薬があります。これは抗コリン作用という高齢者にとって一番好ましくない副作用が出る薬です。

抗コリン作用とは、神経伝達物質のひとつであるアセチルコリンが、薬の副作用によって阻害されてしまうことで、便秘や口がかわくといった副作用のほかに、認知機能が悪くなることがあります。

したがって、三環系といわれる薬は高齢者にはつかわないのがふつうです。若い頃から三環系の抗うつ薬を飲んでいる人は、「長く飲んでいても何ともないから、安心だ」と思っていると、とんでもないことになります。

薬の副作用は高齢者になって、初めて顕在化してくることが多いため、若いころから抗うつ薬を飲んでいて、六〇歳を過ぎたころから「最近、ちょっともの忘れが気になりますね」という症状があらわれた場合、抗コリン作用の疑いを持ったほうがいいでしょう。

実際、海外の教科書を見ると、高齢者でもの忘れが出てきたら、常用している薬のなかに抗コリン薬とベンゾジアゼピン系の薬がないかチェックするよう記されているくらいです。

もし私の患者さんにこのような薬を飲んでいる人がいたら、「この薬はそろそろやめてみましょうか」とか「違う系統の薬に変えてみましょうか」と提案するでしょう。

三環系の抗うつ薬にかわってあらわれたのが、神経伝達物質のセロトニンを増やすSSRIやSNRIという薬です。こちらは認知機能に及ぼす副作用はないのですが、消化器官に対する特徴的な副作用があります。

それは吐き気がしたり、下痢をする場合があるのです。つかっているうちに慣れるケースがほとんどですが、合う、合わないもありますので、医師のさじ加減が重要になってきます。

〈抗生物質（抗菌薬）〉

処方通りの量と日数で飲みきることが大切

抗生物質は前にも言いましたが、最初からある程度の量を体内に入れなければ意味がない薬です。これは高齢者も同じです。薬の血中濃度を一気に高めて、菌を殺してしまう必要があるからです。

クラビットという抗生物質を例にとると、以前は一日三〇〇ミリを一〇〇ミリずつ、一日三回飲んでいました。でもいまは五〇〇ミリを一回だけ飲むように変わってきました。

膀胱炎などでは一日一回五〇〇ミリを、分散せずに、五日間飲みつづけます。五〇〇ミリ飲んだ時点で、血中濃度をガーンと上げて、殺菌力を高めるのです。

症状は三日目ぐらいから消えるかもしれませんが、完全に殺菌するために五日間飲んでください、と指示します。中途半端にやめると、再発するおそれがあります。

病原体がある程度しぼられている場合は、それに効く抗菌薬をターゲットと日にちを決めて処方します。

逆に病原体がわからないときは、ターゲットを幅広く設定して、三日くらい様子を見ます。三日たっても効果がみられないときは、スパッとやめて別の薬に切り換えるか、そもそも抗菌薬が効かない病気なのかを検討します。

つまり抗生物質は最初からゴールを決めて出す薬といえるでしょう。

たとえば膀胱炎であれば、抗菌薬を五日分出して、症状がよくなるようなら、五日分の薬を飲みきってもらい、そのまま病院に来る必要もありません。

でも三日たっても症状に改善がみられないときは、ほかの病気かもしれないので、一度病院に来てください、という指示のしかたをします。

このように抗生物質は明確なゴールを持って処方される薬です。症状に合わせて飲んだり飲まなかったり、逆に漫然と飲みつづける薬ではありません。

風邪に抗生物質は効かない

抗生物質で強調しておきたいのは、ふつうの風邪に抗生物質は効かないということです。

日本では風邪で来院しても、とりあえず、抗生物質を出しておけ、という風潮があります。もらうほうも、とりあえずもらっておけ、というのが長年の習慣になっているので、なかには風邪に抗生物質が効くのが当然だと思っている人が多いようです。

しかし風邪の多くはウイルス感染なので、抗菌薬は効きません。同じくウイルスで感染するノロウイルスのような感染性胃腸炎にも効く薬はないのです。ウイルスに抗菌薬、つまり抗生物質は効きません。

もちろん例外はあります。一部の限られたウイルス、たとえばインフルエンザなら抗インフルエンザ薬、ヘルペスウイルスには抗ヘルペス薬という抗ウイルス薬がありますが、これらの抗ウイルス薬もターゲットとなるウイルス以外のものには効きません。

唯一、風邪で抗生物質を出すとしたら、風邪が長引いて、体が弱り、そこに菌が入って気管支炎や肺炎になったり、扁桃腺がはれたときなどです。

また持病がある人で肺炎になるリスクが高い人は、予防的に抗生物質を出すことはあります。しかしそれも抗生物質で風邪を治そうとしているのではなく、あくまで肺炎の予防のためです。

そもそも市販の風邪薬で風邪が治ると思うのは大いなる間違いです。世の中には風邪薬で風邪が治ると思いこんでいる人がたくさんいますが、風邪薬はあくまで風邪による症状をおさえているだけです。

もちろん体がつらければ、適切に症状をおさえて体力が落ちるのを防ぐ必要はあります。ですから風邪薬がまったく無意味だとはいいません。

私も風邪で病院に来た患者さんには、「一番つらい症状は何ですか？」と聞いて、せきがつらいといえばせきどめ、のどが痛いといえば鎮痛剤というように、症状にあわせた薬を出します。

でもそれは症状をおさえているだけであって、風邪そのものを治しているのではありませんので、誤解がないように。

抗生物質を飲みすぎると、効かない体になる

必要以上に抗生物質を飲みつづけていると、抗生物質が効かない体になってしまいます。ですから私は患者さんにあまり抗生物質を出しません。

「あなたには抗生物質をお出ししません」というとき、「不必要だから」という説明をしても、患者さんは納得しません。

「とりあえず出しておいてくれればいいのに」という雰囲気になるので、こんな説明をするようにしています。

「あなたの風邪に抗生物質は効かないし、そもそも抗生物質をとりすぎていると、変な菌が体に入り込んでしまいますよ。腸内細菌もみな殺してしまうので、体のバランスがくずれてしまいます。だから効かない抗生物質は飲む必要がないんですよ」

ほとんどの患者さんはそれで納得してくれます。

抗生物質が効かない典型例がＭＲＳＡのような耐性菌の出現です。高齢者はどうしても抗生物質をつかう機会が多いので、耐性菌を体内に持っているケースがあります。すると自分の免疫力が落ちたとき、耐性菌による感染症を発症してしまいます。こうなると抗生物質が効かないだけにやっかいです。

また耐性菌を持っている宿主には悪さをしないのに、感染した人に対して病原性を発揮する場合もあります。

高齢者に抗生物質をつかうときは、そうした耐性菌の出現も考えなければいけません。

患者さんのほうは、少なくとも、自分から抗生物質をほしがらないほうがいいと思います。医師から薬が処方されたときは、「抗生物質はこのなかに入っていますか」と聞いてもいいでしょう。もし入っていたら「それは必要ですか？」という聞き方をしてもいいと思います。

「とりあえず、抗生物質をもらっておこう」「出しておこう」ではなく、「もし必要なら処方してください」というスタンスを、医師だけでなく患者の側からも示しておくことが大切なのではないでしょうか。

〈鎮痛薬〉

常用すると胃腸障害が起きることも

痛みをやわらげたり、熱を下げるために、鎮痛薬が処方されることがあります。鎮痛薬は痛みや熱があるときだけ飲むのは問題ありませんが、常用するのはやめたほうがいいでしょう。

副作用として胃腸障害が起きやすいからです。とくに胃潰瘍が多くなります。

高齢者はもともと慢性胃炎の人が多いのです。というのも年齢を重ねれば重ねるほど、胃の粘膜が萎縮してくるからです。ちょうど肌が萎縮して、しわだらけになるのと同じ理屈です。胃の粘膜もはりがなくなって、縮んできます。

そこに鎮痛薬が入りますと、プロスタグランジンという胃の粘膜を保護する働きがある物質を妨げるので、胃潰瘍になったり、胃炎が悪化してくるのです。

鎮痛薬を飲むと食欲が落ちたり、ひどい場合は薬剤性の胃潰瘍で出血することもあります。

ですから鎮痛薬は胃薬と一緒に服用されたほうがいいと思います。胃の粘膜をできるだけ保護するために、空腹時ではなく、食後に胃薬と一緒に飲むのがいいでしょう。そしてなるべく常用をさけるようにしてください。

常用がつづくと、胃腸だけでなく腎臓がやられるようになります。

私が高齢の患者さんに鎮痛薬を出すときは、量をさじ加減したり、一日三回飲まずに二回にしたりして、なるべく胃への負担をやわらげるようにしています。

胃にやさしい鎮痛薬はない

市販されている鎮痛薬のなかには「胃にやさしい」ことを売りにしているものもあります。しかし鎮痛薬はみな胃に悪いのです。そのなかでもものすごく胃に悪いものと、それほどでもないものがあるというだけです。

ですから「胃にやさしい」とは「胃に悪い」ことの裏返しです。わざわざ「この薬はほかと比べたら胃にやさしいですよ」と言わなければいけないほど、そもそもが鎮痛薬は胃に悪いというわけです。

麻薬系の鎮痛薬はふらつきに注意

胃に副作用があるのは炎症をおさえる消炎鎮痛薬、いわゆる解熱鎮痛薬です。

最近はそれだけではなく、麻薬系の鎮痛薬も出てきました。「リリカ」という商品名の鎮痛薬です。

この薬は当初、帯状疱疹の神経痛にしか適用がありませんでしたが、慢性疼痛に幅広く処方できるようになり、最近では高齢者に多くつかわれています。というのも、高齢者は原因がわからない痛みを抱えている人が多いからです。

たとえば膝に水がたまって痛いのなら、膝から水を抜いたり、ふつうの鎮痛薬でも対応できます。でも何となく足全体が痛いという場合は、原因がはっきりわからない。そういうときこの「リリカ」が効力を発揮するわけです。

しかし麻薬系の薬なので、中枢神経に作用して、ふらつきや転倒といった副作用を起こしがちです。

ただでさえ痛みを抱えている人は転びやすいので、ふらつきに注意してつかうことが肝心です。

コラム3　海外旅行へ行ったとき、薬はどう飲む？

海外旅行へ行くと、時差の関係で薬を飲むタイミングがずれてしまうことがあります。こういうとき、どうするかです。

血圧の薬やコレステロールの薬は、等間隔で飲んでほしいので、昼夜が日本と反対になる国でしたら、朝飲んでいた薬を向こうでは夜飲むというように、同じ間隔をあけて飲むのがいいでしょう。

しかし糖尿病の薬のように、食事との関係が重要な薬は、向こうの食事に合わせて飲むようにしたらいいと思います。

たとえば日本で朝、食後に飲んで、飛行機の上で長い夜をすごし、向こうの朝が来たら、その段階で朝食後に飲むというようにすると、薬を飲む間隔はもしかしたら二四時間より長くなってしまうかもしれませんが、それでも重ねて飲むよりは、間があいたほうが安全です。

いずれにしても海外に行く場合は薬の飲み方について主治医の指示にしたがっていただくのがいいと思います。

〈胃薬〉

H2ブロッカーを飲みつづけると認知症状が？

胃薬にもいろいろな種類があります。いわゆる消化剤は問題ないと思います。

それから胃の粘膜を保護する薬もよくつかわれていて、こちらも問題はありません。

さきほどの鎮痛薬と一緒に飲む胃薬は、この胃の粘膜保護薬です。

さらに効き目が強い胃薬になりますと、H2ブロッカーといいまして、ヒスタミンのタイプ2の受容体（H2）を抑えて胃酸の分泌を抑制する薬があります。市販薬も発売されています。

この薬はとてもよく効きます。とくに夜寝る前に飲むと、胃酸が逆流して上がってくるのが防げます。

ただ、高齢者が慢性的にこのH2ブロッカーを飲むのはよくないといわれています。

人を用いたたしかなデータはありませんが、動脈硬化に悪いという説もあります。

またこれはたしかですが、H2ブロッカーは抗ヒスタミン薬に属するので、高齢者がずっと飲んでいると、中枢神経をやられて、意識がもうろうとなったり、せん妄状態を引き起こすリスクがあります。

ですから、症状が落ちついてきたらH2ブロッカーを飲むのはやめて、胃粘膜保護薬に切り換えたほうがいいでしょう。その胃粘膜保護薬も、一日三回が基本ですが、高齢者の場合は、朝と晩、飲むだけでかまわないと思います。

漫然と常用してはいけない

胃薬で最近よくつかわれるようになったのが、「PPI（プロトンポンプ・インヒビター）」という薬です。プロトンポンプという胃酸を出す器官にだけ働きかけて、胃酸の分泌を落とす薬です。

他の臓器にはいっさい作用しないので、その意味ではターゲットがはっきりした、ひじょうにつかいやすい薬といえます。

その反面、胃酸の分泌をぱったり抑えてしまうので、消化機能が衰えてしまうリスクがあります。とくにカルシウムの吸収が落ちて、骨が弱くなる可能性が指摘されています。

また胃酸が出ないので、胃の殺菌作用がなくなって、菌が殺されないために、肺炎のリスクが上がるのではないかともいわれています。

そういう指摘もあるので、「ＰＰＩ」は胃薬として漫然と飲む薬ではありません。

〈骨粗鬆症の薬〉

長期に飲む場合は注意が必要な薬もある

骨粗鬆症をふせぐ薬は、昔はビタミンＤとカルシウムしかありませんでした。しかし長年、ビタミンＤとカルシウムを併用していると、血液中のカルシウム濃度が上がるという問題が生じてきました。

腎臓の働きが弱まって、ビタミンＤの排泄が落ちてくるのです。そしてある日、突然高カルシウム血症になって、病院にかつぎこまれることも起きてきました。高カルシウム血症は命にかかわる大変な病気なのです。

そこでビタミンＤとカルシウムにかかわる薬として登場したのが「ビスホスホネート」という薬です。

この薬は破骨細胞という骨を破壊する細胞の働きを抑えて、骨を増やす効果があります。骨折の予防効果もはっきり出ているので、いまは「ビスホスホネート」が標準薬になっています。

しかしこの薬にも副作用がないわけではありません。

骨は一定の間隔で再生と破壊を繰り返して、しなりを維持しています。「ビスホスホネート」はこのターンオーバーを止めてしまうので、長く飲みつづけると、骨のしなりがなくなって、カキンカキンになるのではないか、といわれています。

また顎骨に壊死が起きやすく、もろくなるので、歯の治療や入れ歯をつくるときに障害が出る危険性も指摘されています。

さらに骨は折れると、折れたところが削られて新しい骨が再生し、折れたところがくっつくというプロセスをとるのですが、「ビスホスホネート」の副作用で、骨のくっつきが悪くなるのではないかともいわれています。

骨折予防のために飲む薬ですが、万一転倒して骨折すると、今度は骨がつきにくかったり、治りにくいリスクもあるわけです。

ですからビタミンDやカルシウム剤と同様、長期に常用した場合に問題が生じることもあると理解しておきましょう。

第三世代の薬も登場

しかしこの「ビスホスホネート」はどんどん改良されて、いまは第三世代くらいまで進んだ薬が出ています。副作用もかなり改善されているようです。

「ビスホスホネート」の一番の欠点は飲みにくさです。この薬は飲んで胃から逆流すると、食道炎を起こします。したがって、ほかの薬とは別にして飲まなければいけません。飲むタイミングも食後ではダメで、朝起きて、朝食を食べる前に、コップ一杯のたっぷりの水と一緒に確実に胃まで流さなければいけません。そしてそのあと、逆流しないように、起きていなくてはならないのです。

骨粗鬆症で背中が曲がっている人などは、起きているのもつらいことがあります。そういう人でも、その姿勢で一時間、ずっと起きていなければならないとしたら、大変負担の重い薬です。

それを毎日飲むのは大変なので、いまは一週間に一度だけ飲めばいい薬が主流になっています。

さらに最近では一カ月に一回飲めばいいものもでてきました。それだけ効果が長つづきするのです。

また飲むのが大変なのだから、注射に変えようというわけで、一カ月に一度注射するだけでいいものも出てきます。

病院に行って、採血するくらいの手間ですから、注射のほうが楽だという人もいるでしょう。「ビスホスホネート」は上手につかえば、大変いい薬ですので、飲みにくさを解決するために、いろいろな種類のものが生まれているのです。ビスホスホネートではありませんが、半年に一回注射すればよいという薬も出てきました。

〈目薬〉

成分をよく知って正しくつかうことが基本

高齢になると目がしょぼしょぼするということで、目薬をほしがる人が増えてきます。一般的に処方されるのは抗アレルギー薬の目薬ですが、これは常用していてもあまり害はないと思います。

しかし抗生物質の目薬を漫然とつかわれている方がいるので、そういうつかい方には注意が必要です。

抗生物質をつかいつづけると、局所的に菌の交代現象が起きてきます。本来そこにいてもいい菌を全部殺して、たちの悪い耐性菌だけが残るということにもなりかねません。

ひとくちに目薬といっても、いろいろな種類があります。ビタミンの薬だったり、白内障の目薬だったり、抗アレルギー薬だったり、抗菌の目薬だったり、薬効がそれぞれありますので、その成分がどんなものかよく理解した上で、正しくつかっていただくことが大切です。

余った目薬をつかってはいけない

目薬に限りませんが、薬にはみな有効期限があります。プラスチックで密閉されたPTPシートなら一、二年はもちます。でも一度あけた目薬は、ペットボトルの飲料なみの有効期限だと思ってください。

　ペットボトルのふたをあけたお茶はどれくらいで飲みきりますか？　口を直接つけていないペットボトルなら、冷蔵庫に入れて一週間くらいがめどでしょうか。口をつけたものなら、翌日くらいが限度でしょう。

　目薬も封を切ったあと、冷蔵庫に保管すれば、多少は菌の増殖をふせぐかもしれませんが、それでも、もってせいぜい一日、二日です。

　薬はたいてい「開けたら何日以内につかいましょう」と説明書に書いてあるはずですから、それをきちんと守ってください。

　余った目薬をずっと冷蔵庫に保管しておいて、またつかうというのは、目にバイ菌をさしているようなものです。薬の有効成分も分解されていきますので、効果も期待できません。

　とくに目薬は、さすとき容器が直接まぶたについてしまうことがあります。人間の体は基本的に不潔なものですから、容器についた菌が繁殖して、時間がたつと中身じたいが腐ってくる可能性もあります。

　最終的に目にさせないものになってしまうので、そうなる前につかい切るようにしましょう。

〈貼り薬〉

湿布薬は皮膚のかぶれに注意する

湿布薬は痛み止めにつかわれるケースがほとんどです。内服する鎮痛薬は胃腸障害が多いという副作用があるため、特定の部位の痛みには湿布薬の鎮痛薬をつかう場合が多くなります。

湿布薬だと全身的な副作用は起きにくいですし、痛みがある箇所だけに貼っておけばいいのでピンポイントで痛みを鎮めることができます。

高齢者は湿布薬が好きな人が多く、内服薬は余っても、湿布薬はできるだけたくさんくださいという人が珍しくありません。

湿布薬は副作用が出にくいというイメージがあるのでしょう。あるいはヒンヤリする感触が、「効いている」という実感につながるのかもしれません。

ミイラのように全身に貼りめぐらせるのでなければ、湿布薬で副作用が出ることは考えにくいと思います。

ただ、貼り薬特有の副作用があって、それは皮膚のかぶれという問題です。鎮痛薬だけでなく、認知症や心臓病の貼り薬でも皮膚のかぶれはよく起きます。

毎日同じ場所に貼るとかぶれやすいので、認知症や心臓病の薬では、貼る場所を変えることで、皮膚のかぶれをふせいでいます。

貼り薬によるかぶれをふせぐには、お風呂上がりにベビーローションや保湿剤のようなものを塗って、皮膚の状態を整えておくといいでしょう。

ただ、ベビーローションを塗って、すぐ貼り薬を貼ると、薬効に影響しますし、はがれやすくなりますから、時間を少しおいてから貼るようにしてください。

麻薬系の貼り薬は量の調節がたやすい

いまは痛みをおさえる麻薬系の貼り薬があります。「フェンタニルパッチ」という貼り薬がよくつかわれます。この薬は内服薬に比べると、消化管の副作用が少ない特徴があります。

内服する麻薬系の薬ですと、必ず便秘薬と一緒に飲まなければいけないなど、副作用に気をつけなければいけません。貼るタイプなら、副作用が少ないのが一番のメリットです。

また貼り薬は大きさによって量をかえられる点もメリットです。二枚貼れば、量は二倍になります。そういう調節が簡単です。

ただし、量を減らす場合は、注意しなければいけません。鎮痛薬の湿布薬だと、どこをどう切っても、薬効に差はありません。しかし湿布薬ではない貼り薬で、薬の成分が徐々に出ていくタイプだと、ザックリ半分に切ってしまった場合、そこから薬効が変わってしまうことがあります。

本来ひとつのシートになって情報をになっていたものが、半分に切ったことでシートが破れてしまい、正しい効き方にならないこともあります。

半分に切ってつかえるのかどうか、医師や薬局などで注意して聞いていただきたいと思います。

〈水虫の薬〉

水虫の内服薬は他の薬に与える影響が大きい

高齢者には爪水虫が多いので、水虫用の薬を内服されている方がかなりいます。爪水虫、すなわち爪白癬はぬり薬ではなかなか根治が難しいため、内服薬を飲んでいる人が多いのです。

しかしこの抗真菌薬（水虫の薬）は大変相互作用の強い薬です。とくに薬の代謝酵素に与える影響が大きくて、一緒に飲んでいる薬の効き目を強くしてしまう特徴があります。

有名な話が、もう一〇年以上前になりますが、抗真菌薬と抗ガン剤を一緒に服用していた人が、抗ガン剤が効きすぎて何人も亡くなるということがありました。

抗ガン剤はかなり強い薬ですので、それが効きすぎると、体に毒になります。当時はまだ抗真菌薬に「併用禁忌」が書かれていませんでした。

ですから強い薬を飲みながら、知らずに水虫の薬をつかっていた人もいたでしょう。

いまは病院でも薬局でもそうしたことはチェックしますが、複数の病院にかかっていて、薬局を一元化されていない人が、抗真菌薬を飲んでいるときが危険です。

私などは爪水虫くらいほうっておいてもいいのに、と思うことさえあります。水虫よりずっとこわいのが薬の飲み合わせだからです。

コラム4 健診のときは、薬を飲んでいい？ 悪い？

健診や検査のときは、前の日の夜から何も胃に入れないよう指示されることが多いと思います。すると「朝の薬はどうするのか」とよく聞かれます。私がいる東大病院では、「この薬は飲んでください」「この薬はやめてください」と検査の前にひとつひとつ説明しています。たとえば食後に飲む胃薬や糖尿病の薬は食事をしていないのですから、飲む必要はありません。でも血圧の薬は食事をとらなくても飲んでいただきたいと思います。検査を受けると、それがストレスになってしまうので、血圧の薬はぜひ飲んでおいてほしいのです。

血液をサラサラにする抗血栓薬を飲んでいる人は、万一出血したときに血が止まりにくくなるので、内視鏡検査を受けるときは、事前に薬をストップする指示が出るはずです。内視鏡検査でポリープが見つかったさい、治療をかねてポリープを切除することがあるからです。しかし心臓にステントが入っている人は、血栓ができやすいので、抗血栓薬を飲みつづけなければいけません。健診や検査を受けるときは、必ず主治医の先生にどうしたらいいか指示を受けるのが間違いないでしょう。

第四章

薬がいらない生活習慣のつくり方

高齢者は生活習慣を変えるのが難しい世代

年をとればとるほど、薬が増えてきます。副作用など飲み合わせなどのリスクも増してきますから、薬はなるべく減らしたほうがいいのです。

この章では、生活習慣を変えることで、薬を減らす方法について考えてみます。

とはいっても、高齢者は生活習慣を変えるのがもっとも難しい世代です。若い人や中年世代までは、本人がその気になればかなり生活は変えられます。メタボを指摘されて、食生活を改善したり、タバコをスパッとやめられるのもこの世代です。

でも高齢者は長年しみついた生活習慣を変えるのがなかなか大変です。私たち医師の間でも、患者さんに対して「生活習慣の介入のトライアル」というものをやっていますが、介入がうまくいかないケースのほうが多いのです。

カロリーを制限したら栄養失調になってしまったとか、運動して筋力をつけようとしたら、転んで骨を折ってしまったなどという話はよくききます。

高齢者の場合は無理をしないことが大切です。できる範囲で無理せずに。適応力がある若い時代と違うのですから、急に変えようとしたり、すぐに結果を求めないようにしましょう。

〈不眠対策〉

身体的な疾患による不眠は疾患対策を

若いときは泥のように眠れたのに、年をとってくると「なかなか寝つけない」「すぐ目が覚めてしまう」という訴えが多くなります。

「眠れないので、睡眠薬をください」という方も多く、中高年以上になると、かなりの方が睡眠薬を常用しています。しかしこの睡眠薬は本当に必要なのでしょうか。

高齢者に不眠の原因はいろいろあります。まず身体的な疾患がある場合です。

たとえば、骨粗鬆症で背中や腰が痛いという慢性疼痛の人は、痛みで眠りが浅くなりがちです。

また頻尿があると、夜中に何度も起きなければなりませんから、どうしても不眠症になります。

高血圧や糖尿病の人も不眠を合併する率が高いことがわかっています。これは一部には肥満に原因があるからです。

肥満している人は交感神経が優位に働くため、インスリンの働きが悪くなって、高血圧、高血糖を招きます。

しかも交感神経が優位だと、質のいい睡眠が確保できません。

肥満が原因とみられる病気で不眠を招くのはそれだけではありません。最近注目されているのは睡眠時無呼吸症です。

夜、本人は寝ているつもりでも、睡眠中に何度も呼吸が止まってしまうので、心臓や肺に大きな負担がかかります。日中も眠くなって、知らない間に寝てしまうのです。

いわゆる不眠症とは違いますが、睡眠の質が確保できないという意味では、睡眠時無呼吸症候群も深刻な病気です。

不眠の原因がこれらの身体的な疾患にある場合は、それぞれの疾患に応じた対処をすべきでしょう。場合によっては睡眠薬の服用もやむをえないこともあります。

年をとれば睡眠時間は生理的に減ってくる

しかし年をとれば、とくに身体的な疾患がなくても、睡眠の質は低下してきます。いわば生理的なものとみていいでしょう。

生理的なものは病気ではありませんから、なるべくなら薬を飲まずに対処したいものです。

そのためには高齢者の睡眠の特徴を理解して、それにあった生活のしかたや睡眠のとり方を工夫することが大事です。高齢者の睡眠にはどのような特徴があるのでしょうか。

年をとると身体が老化します。当然脳も老化してくるので、生理的に睡眠時間が短くなる傾向が出てきます。若い人のようにぐっすりと深く眠る睡眠がとれなくて、すぐ目が覚めてしまうのです。

でも高齢者が短時間しか寝ていないのかというと、そういうわけではありません。図11は日本人の平均睡眠時間をグラフにしたものです。

グラフを見る限り、高齢になればなるほど睡眠時間がのびているのがわかります。

しかしこのグラフにはからくりがあって、睡眠時間は自己申告ということです。つま

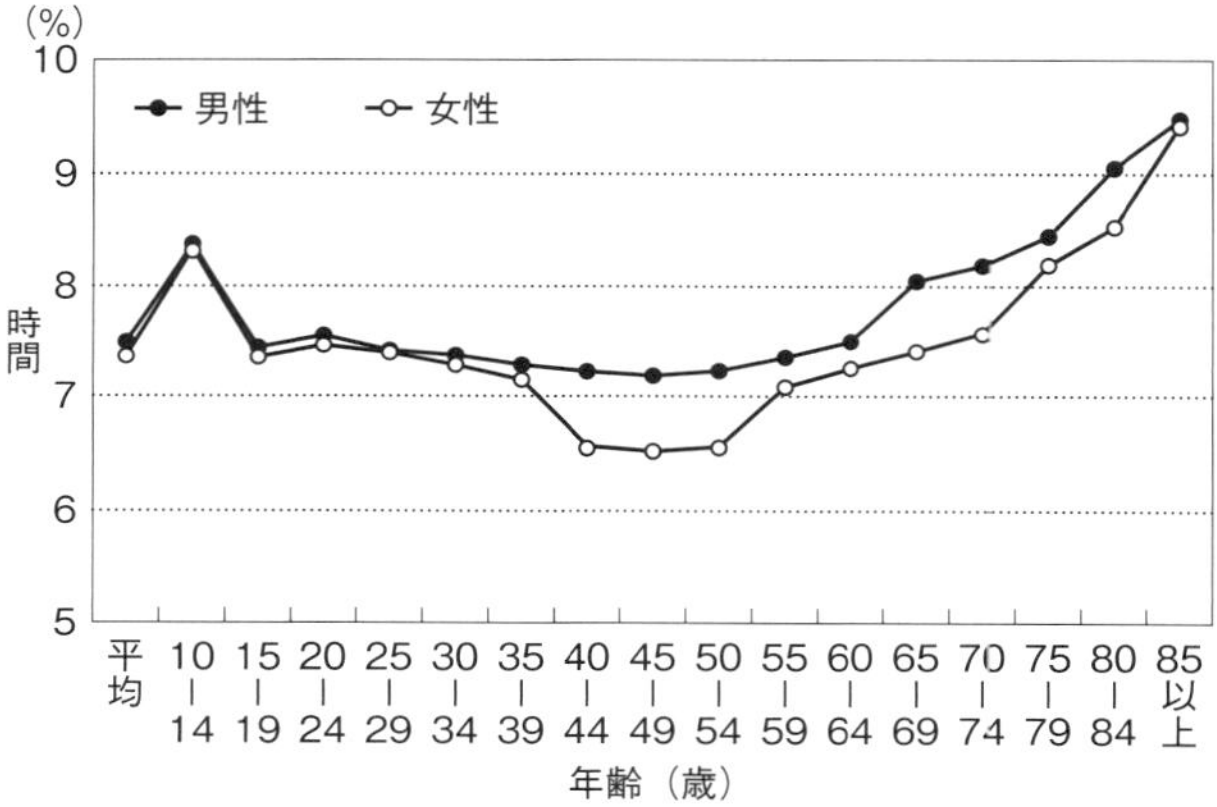

図11　日本人の平均睡眠時間（平成18年「社会生活基本調査」）

り本当に眠っている時間ではなくて、ふとんに入っている時間なのです。

高齢者ほどふとんに入っている時間が長い。これはやることがないので早くからふとんに入ってしまい、朝もなかなか起きてこないなどの理由が考えられるでしょう。

その結果、ふとんに入っている時間は長いのに、ふとんの中でぐずぐずしている時間が長くて、よく眠れていない感じがする。「睡眠薬がほしい」という訴えにつながるわけです。

年寄りの眠りは浅く、何度か目が覚める

高齢者の睡眠の特徴として、深い眠りが少ないこともあげられます。図は若い人と高齢

●若年成人と高齢者における睡眠構造の比較

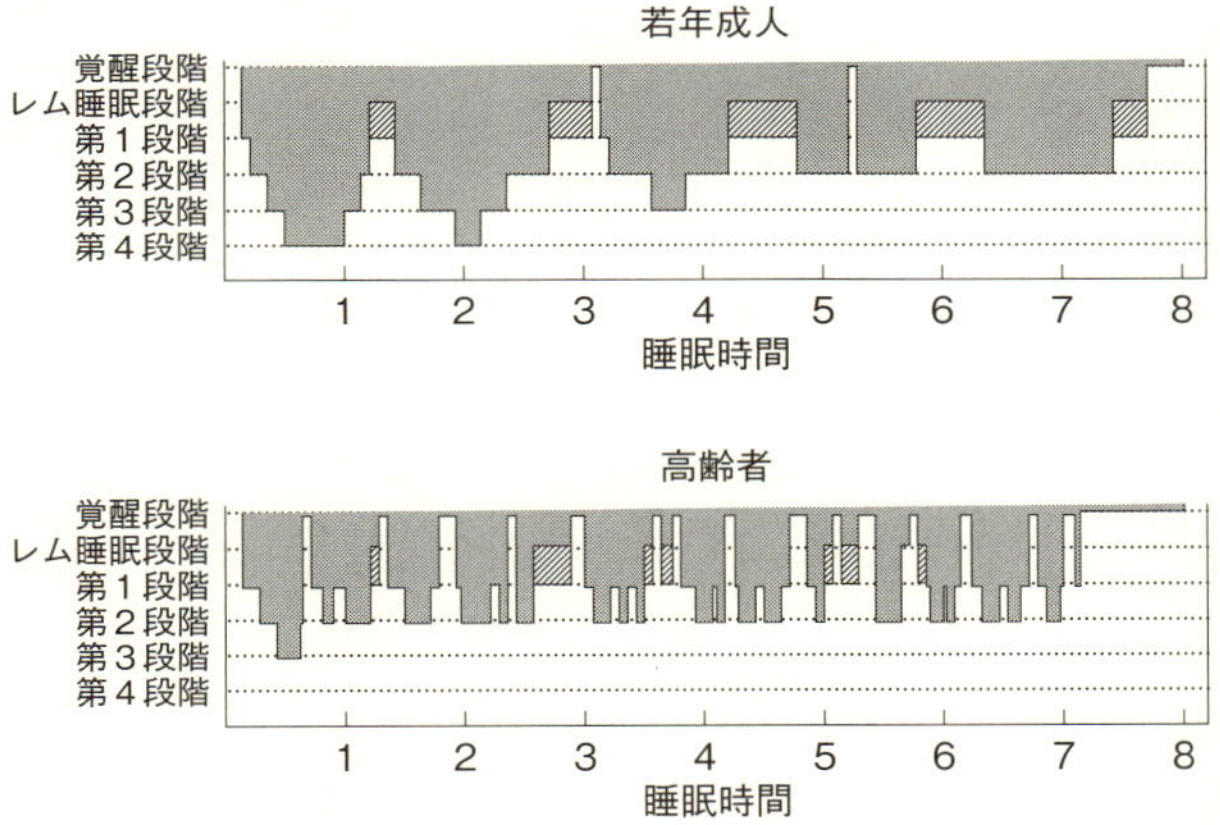

図12　年齢と睡眠構造の変化

者の睡眠構造を比較したものです（図12）。

睡眠は覚醒段階から、ノンレム睡眠といわれる深い睡眠、レム睡眠（このとき夢を見ます）をへて、またノンレム睡眠にもどります。

ノンレム睡眠は第1段階→第2段階というぐあいにどんどん深くなっていき、第4段階がもっとも深い睡眠です。

若い人の睡眠をみると、覚醒段階から徐々に睡眠が深くなり、第4段階まで深くなったあと、浅いレム睡眠に戻り、また第4段階まで深まるということをくり返しています。

そして朝の目覚めにむけて徐々に睡眠

が第3段階→第2段階というように浅くなっていきます。これが理想的な睡眠のモデルです。

一方、高齢者の場合は覚醒段階から睡眠が深まりますが、第3段階までしか深まりません。そしていったん覚醒して今度は第2段階までしか深まらない。その後も何回も覚醒をくり返し、睡眠も第2段階までしか深まっていきません。

また斜線部分のレム睡眠が少ないことから、夢をあまり見ないことがわかります。

このグラフは若い人と高齢者の七時間の睡眠構造を比較したものですが、同じ七時間の間に、若い人は二回しか覚醒に近い状態になっていないのに対して、高齢者では何回も覚醒に近い状態になることがわかります。

つまり高齢者は睡眠が浅く、かつ断片化しているのが特徴です。

同様に、若い人と高齢者の睡眠構造の変化を比べた海外のデータがあります（図13）。若い人ほど深い睡眠の時間が多く、年をとればとるほど深い眠りが減ってくることが、この図を見てもわかります。

何が言いたいのかというと、高齢者はふとんに入っている時間は長いのに（だからこ

●年齢別の正味の睡眠時間

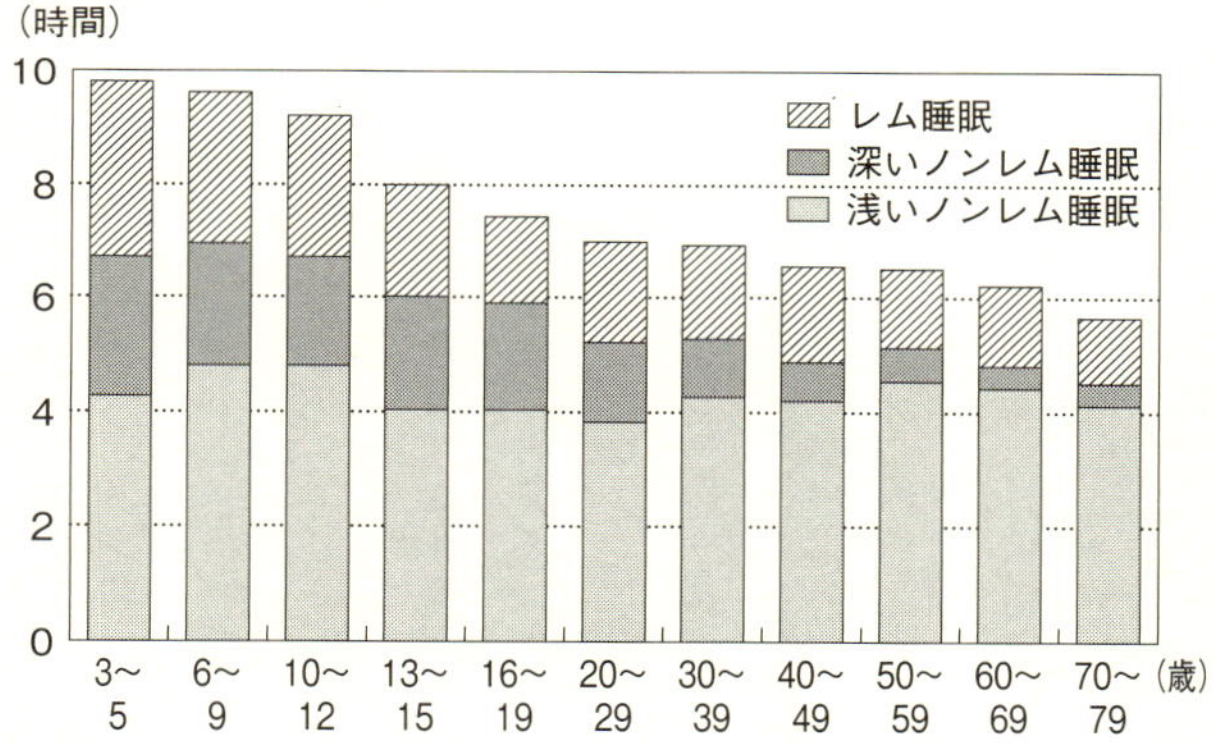

●試験方法　睡眠ポリグラフィを実施し、正味の睡眠時間を年齢別に検討した。

Williams R, et al: Electroencephalography(EEG) of Human Sleep; Clinical Applications. New York, John Wiley & Sons, 1974

図13　年齢と睡眠構造の変化

そともいえますが）、深い睡眠が短い。つまり熟眠感がないのです。

面白いことに、高齢者に「どれくらい寝ていますか？」と効くと、睡眠が不良の人のほうが、睡眠良好の人より、ふとんに入っている時間が長い傾向が見られます。もっと寝たいという気持ちが、長くふとんに入っていることにあらわれるのかもしれません。

床についている時間と実際に寝ている時間のギャップが広がって、睡眠薬に頼ることになってしまうのでしょう。

また不眠の訴えは男性より女性に多

くみられます。ホルモンの分泌が少なくなると、眠りの質にも影響してきます。女性の場合、五〇歳をすぎて、更年期にさしかかるため、ホルモンが変化し、不眠を訴える人が増えてきます。

女性は男性より加齢による変化が早くあらわれるといってもいいでしょう。

日中に問題が起きなければ睡眠時間は少なくてもいい

ところで「不眠症」の定義は何かというと、国際的には次のようになっています。

（1）睡眠の質や維持に関する訴えがある
（2）睡眠時間が確保されているのに眠れない
（3）日中に問題が起きる

この三つを満たすことが不眠症の条件ですから、本人に眠れていないという訴えがあっても、日中に問題が起きなければ、不眠症とはいいません。

日中、仕事に支障が出るとか、人間関係がこわれるとか、物理的にふらついて転倒するといったような問題が起きなければ、不眠症ではないし、眠れていなくても、とくに問題はないというわけです。

とにかく高齢者は生理的に睡眠が浅くなって、すぐ目が覚めるし、睡眠時間も短くなります。それなのに、早くふとんに入ってしまうので、「眠れない」という訴えだけが強くなってしまいます。

それを防ぐためには、夜ふとんに入る時間を遅めにすることです。

食事を食べたあとは、どうしても眠くなります。昼食のときもそうですが、夕食を食べたあとも眠くなる。六時か七時に夕食を食べて、八時ごろにはもう眠くなるので、ふとんに入ってしまうという人がいます。

また介護するほうも、お年寄りが早く寝てくれたほうがありがたいので、夕食を食べたら早々に寝かせようとすることもあります。

でも八時、九時にふとんに入ってしまうと、どうしても夜中に目が覚めてしまいます。ですから私は年寄りこそ、宵っぱりの生活をすべきだと思っています。

少なくとも一〇時すぎまでは起きていてほしい。そうすれば、真夜中に目が覚めて、なかなか眠れないという事態はさけられるでしょう。

不眠対策は遅寝、早起きで

すぐ目が覚めるとか、安眠できない人がいる一方、なかなか寝つけない人もいます。その理由として、ひとつにはやはり就寝時間が早すぎることがあげられます。早い時間からふとんに入り、朝もゆっくりしていると、かなり長い時間、ふとんの中にいることになります。

あまりに長すぎるので、その時間、よく眠れていない感じがする。そして「眠れないから睡眠薬をください」ということになってしまいます。

ふとんに長くいるのは、眠りの質をさまたげるだけでなく、うつ傾向をまねくことがあります。うつ傾向にある人ほど、寝ている時間が長いのです。

うつになるから寝てしまうのか、寝る時間が長いからうつになるのかは、ニワトリが先か卵が先かと似ていますが、とにかくふとんに長く入っているのは精神的にもよくありません。

うつ傾向を治すには、若い人なら早寝早起きをして、ちゃんと日光に当たるよう指導されます。

高齢者の場合は必ずしも早寝はしなくていいのですが、朝はさっと起きるようにするといいでしょう。少し寝足りないと思っても、寝床でグズグスしていないで、起きてしまうのです。

そして昼間は昼寝をするにしてもあまり長時間寝ないこと。寝過ぎは夜の睡眠に悪影響を与えます。昼寝はできれば三〇分、長くても一時間以内にとどめるのがいいと思います。

寝つきが悪い人は、寝る直前までテレビを見ていたり、こうこうと電気がついた明るい部屋にいることが多いものです。高齢者には少ないと思いますが、パソコンや携帯電話に向かっているのもよくありません。

入眠したい時間が夜の一〇時だったら、その一、二時間前には静かな環境にして、音楽やラジオを聴いたり、本を読むなどして、徐々に部屋の明かりを暗くしていくといいでしょう。

いずれにしても、眠れないからとすぐに睡眠薬をもらう前に、就寝時間を後ろ倒しにしてみたり、ふとんにいる時間を短くするよう生活習慣を変えてみてください。そうすればかなりの確率で、睡眠薬が手放せるでしょう。

〈頻尿対策〉

夜間頻尿の人は午後の散歩がおすすめ

年をとると、尿の回数が多くなります。いわゆる頻尿です。これは腎臓と膀胱の老化が原因です。

高齢になると腎臓の血流量が減りますが、尿の濃縮機能が落ちるので、若い人に比べて尿がたくさんつくられてしまいます。

なぜかというと腎臓には糸球体という器官があります。尿はそこで一回濾《こ》されて腎臓内に出たあと、また糸球体に回収されます。残ったものが尿となって、膀胱に回ります。

若い人は濾された尿をすべて回収してしまうのですが、高齢者は濃縮機能が落ちているので、濾されたものがなかなか回収されません。

それらがみな尿となって膀胱に行ってしまうので、すぐに膀胱がいっぱいになり、頻尿になるのです。

ですから年をとると頻尿になるのはしかたがないことです。でも、この頻尿も生活のしかたを変えることで、わざわざ薬を飲まなくても改善することができます。

高齢者は活動量が少ないので、昼間ずっと座りっぱなしのことが多くなります。すると下半身に水がたまります。そのまま夜、横になって就寝すると、下半身にたまった水が還流して、体全体に戻ってきます。

腎臓はその水を体の外に排出するために一生懸命尿をつくります。それが夜間の頻尿につながります。

でも昼間、散歩に行って体を動かすと、足のポンプ機能が働いて、水が下半身にたまらずに、体全体に回ります。腎臓はその水を体外に排出してしまうので、夜間それほど尿が作られません。

水分は寝る前にできるだけたくさん排出していたいので、散歩は午前より午後のほうがいいでしょう。散歩が無理なときでも、椅子から立ち上がって、屈伸運動をするだけでも下半身にたまった水を循環させることができます。

〈転倒対策〉

転倒予防の靴があります

転倒の原因となるものは、ひとつはロコモティブシンドローム（ロコモ）といわれる筋肉や関節、バランスなどの衰えです。ロコモになるとスムーズに歩くことが困難になるので、転倒しやすくなります。

また、年をとったことにより体全体の筋肉量が減少してくるサルコペニアという症状もあります。骨を支える筋肉が減ってしまうので、これも転倒の原因になります。

これらに加えて、脳の機能の衰えも転倒につながります。脳が老化すると、いま足がどの位置にあるとか、どう動かすといった知覚が鈍くなります。末梢神経の機能も落ちてくるので、足の裏から情報が入らず、転びやすくなるのです。

高齢者が転倒して骨折すると、そのあとが大変です。すぐに筋肉が衰えて寝たきりになりますし、認知症も進みます。さまざまな感染症にもかかりやすくなって、薬がどんどん増えてしまいます。

そうならないためにも、転倒しない予防がとても大切です。

転倒の原因の多くは筋肉の衰えにより、足が上がらなくなることで起きます。若い人でも疲れてくると、足が上がらずすり足のようになります。ズルズル歩いてものにつまずきやすくなる。高齢者はこれが日常的に起きていると思っていいでしょう。足が上がらないことによる転倒を防ぐには、転倒予防の靴が便利です。この靴は先のほうが少しそり返った形になっています。ちょっとした段差なら、足がひっかかっても、転ばずにすみます。

またロコモティブシンドロームやサルコペニアを防ぐためにも、日中の運動量は確保しておきたいところです。

睡眠のところでも言いましたが、高齢者は遅寝早起きがおすすめです。睡眠を考えて、夜は少し遅くまで起きていましょう。でも朝はきちんと早起きして、ふとんから出ることが大切です。

早くから起きれば、日中起きている時間が増えるので、必然的に運動量が増えます。

照明は明るくして、足元がよく見えるように

転倒の原因としては、目の衰えもあります。目が悪いために足元がよく見えない。とくに屋内での転倒の原因の多くは、目が悪くて床にあるものや段差がよく見えずにつまずくケースです。

実は高齢者は夕方になっても、あまり電気をつけたがりません。目が見えにくいのですから電気をつければいいのですが、昔の人は「もったいない」と言って、まっ暗になるまで電気をつけないのです。

高齢者がいる家はなるべく明るくしておくことをおすすめします。電気をつけるのがもったいないと言うようであれば、人が近づくと自動的に照明が点灯するようなものをつけると便利でしょう。

とくに床はよく見えるよう明るくすることが重要なので、とくに夜間転倒しやすい、寝室からトイレに行く動線には、足元だけ照らすライトをつけるなどの工夫をするといいと思います。

またものにつまずかないように、家の中を整理整頓して、床にものを置かないように

しましょう。バリアフリーにするとか、手すりをつけるということを云々する前に、いろいろなところにものが置きっぱなしになっていたり、通り道に障害物があるのをかたづけたほうがいいでしょう。

〈難聴対策〉

補聴器より集音器がおすすめ

難聴は内耳と脳の老化によって起きます。鼓膜が衰え、鼓膜につながっている伝導装置が老化し、さらにその先にある音を受容して脳に伝える部分やそれを音として関知する脳の機能のすべてが衰えてきます。

とくに問題なのは聴覚をつかさどる脳の老化です。いまのところ、聴覚をつかさどる脳の老化を防ぐ薬はありません。老化による難聴を治す薬はないのです。

薬に代わる手段として補聴器があります。でもいくらいい補聴器をつくっても、脳がよくならない限り、聴覚は回復できません。

そのため、補聴器で感度を上げたり、音量を上げても、高齢者にとっては騒音がひどくなって苦痛に感じるだけのこともあります。

私は自分の患者さんには補聴器よりむしろ集音器のほうをおすすめしています。補聴器は一台何十万円もするほど高価です。それをつけたままお風呂に入ってダメにしてしまったという話もよく聞きますので、費用的にもかなりの負担です。

でも集音器なら価格は補聴器と比較にならないほど安価です。ポケットに集音器を入れておいて、大事な話のときは、音量をあげればいい。

難聴気味になったとき、最初から高価な補聴器を買うのではなく、集音器で様子をみたらどうでしょうか。


〈便秘対策〉

生活習慣で改善される便秘もある

便秘は若い人だけでなく、高齢者でもたくさんの人が症状を訴えます。

高齢者が病院に来るタイミングで一番多いのは、睡眠薬と便秘薬が切れたときです。

血圧やコレステロールの薬がなくなっても、すぐにどうなるわけではありませんが、睡眠薬と便秘薬は切れると、すぐその日から困ってしまいます。患者さんはあわてて病院に飛んでくるというわけです。

高齢者に便秘が多いのは、老化によって腸の働きが弱くなってくるからです。それに年をとってくると、運動をあまりしないので、腸管も動きません。食事もかたい繊維質のものは多くとりませんし、水分も少なめです。

その結果、どうしても便秘がちになってしまいます。便秘薬が手放せなくなってしまうというわけです。

しかし、これらは生活習慣によってかなり改善することができます。腸の老化はしかたないこととしても、便を動かすような運動をしたり、水分をこまめにとるだけでもかなり状態は改善されるでしょう。

最近はミキサーで野菜を粉砕してジュースにして飲むスムージーがはやっています。ジュースにすれば繊維質がたくさんとれるので、高齢者にもおすすめです。

ありふれたことですが、適度に体を動かし、水分をたっぷりとって、繊維質のものをとるようにする。それだけで薬に依存しないスムーズな便通が可能になると思います。

抗コリン薬の副作用による便秘に注意

高齢者の便秘で気をつけたいのは、薬の副作用によるものです。腸管の運動が落ちる原因はアセチルコリンが減っているからだといわれています。認知症の原因も脳のアセチルコリンが減ってくるからです。このようにアセチルコリンの減少は、体のさまざまな機能に影響します。

抗不整脈の薬「シソピラミド」や三環系の抗うつ薬には抗コリン作用があって、アセチルコリンの分泌をおさえてしまいます。

ほかにも過活動膀胱の治療薬で初期に出た薬「オキシブチニン」（商品名・ネオキシテープ、ボラキス）も抗コリン作用が強い薬です。

抗コリン薬の副作用で一番こわいのは認知症状の悪化ですが、ほかにも口が乾いたり、便秘症状を招きます。

海外では高齢者には抗コリン薬は避けるのが常識です。しかし日本ではまだあまり認知がされておらず、若いときから飲んでいた抗コリン薬をそのまま使っているケースもときどきみられます。

薬を飲むと便秘になるとか、最近もの忘れがひどいというときは、処方されている薬の中に抗コリン薬がないかどうか、医師や薬局に相談してみるのもいいでしょう。

〈歯の手入れ〉

食べられない原因は義歯が合っていないから

年をとってくると、若いときのようにはたくさん食べられません。でも食がどんどん細くなれば、確実に体力が落ちてきます。あとで食生活のところでもふれますが、食欲をいかに維持するかが、薬いらずの健康生活を送るかなめとなります。

食欲と密接に結びついているのが歯です。歯が悪いと、かたいものが食べられなくなります。とくに肉類が食べられない。肉がどれくらい食べられるかが、若さのバロメーターになっているといってもいいでしょう。

日本歯科学会は八〇歳で二〇本自分の歯を残すことを目標に掲げています。二〇本はなかなか高い目標ですが、何本歯が残っているかが、その人の寿命に関係するくらい、歯の手入れは大切です。

高齢者の多くは部分的な入れ歯も含めて、義歯をつかっている人がほとんどではないでしょうか。自分の歯に代わる義歯はこまめに調整して、自分に合ったものをつかわなければいけません。

一〇年前につくった入れ歯をそのままつかっている人をよくみかけますが、年をとると、歯茎が後退してきます。義歯は時間がたてば合わなくなってくるものですから、こまめな調整をお願いします。

高齢者が食事がうまくとれていないとき、原因を調べてみると、案外、義歯が合っていないことがあります。この傾向はとくに認知症の人に多くみられます。

食べると痛いので、あまり食べたがらない。あるいは食べやすいやわらかいものしか食べないのです。

そうなると栄養のバランスがくずれてきて、体力が落ち、病気にもなりやすくなります。食べることは生きることですから、食事がきちんととれるよう、義歯の調整は欠かさないようにしましょう。

肺炎の原因のひとつに歯周病菌が

最近は歯周病が脳梗塞や肺炎の危険因子として注目されています。歯茎に炎症があると、それが悪化して歯周病になり、そのバイ菌が体中に回っていろいろな悪さをします。とくに歯周病菌が唾液にまじって気道に入ると、肺炎を引き起こすので、注意が肝心です。

肺炎は高齢者の死因でがん、心疾患、脳血管疾患につぐ四番目。八〇歳以上の高齢者になると、脳血管疾患を上回る三番目に高い死因になっています。

肺炎の原因としては肺炎球菌がよく知られています。最近は肺炎球菌ワクチンなども推奨されていますので、リスクを防ぐ意味で、こうしたワクチンを打っておくのもいいと思います。

しかし歯周病菌による肺炎は肺炎球菌によるものではありませんので、ワクチンは効きません。ちなみに高齢者の肺炎で一番多いのは、食べ物や唾液が肺に入る誤嚥性肺炎です。歯周病菌による肺炎も誤嚥性肺炎の範疇に入ります。

なぜ誤嚥性肺炎になるのかというと、人の気道と食道はつながっていて、食べ物を食べるときは気道に一時的にふたをして食べ物を胃に通します。

私たちはいま通過しているものが、口から入った食べ物なのか、鼻から来た空気なのかを瞬時に判別して、食道と気道の切り替えを行っています。しかし年を重ねるにつれ、脳の機能とのどの知覚が衰えてきて、判断が遅れるので、食べ物が間違って気道に入ってしまうのです。

むせて出せるうちはいいのですが、むせる力が衰えていれば、気道や肺に入った異物が押し出せません。その中に歯周病菌がいると、さらに炎症を起こすリスクは高くなります。

ですから高齢者が食事をしているときは、食べることに意識を集中させていなければいけません。

私の患者さんでしじゅうのどがゼロゼロして、誤嚥性肺炎になる方がいました。「もしかして、テレビを見ながらご飯を食べていませんか?」と聞くと、「ナイターを見ながら食事をしています」と言います。

そこでご飯のときはテレビをつけないようにしてもらったところ、かなり調子がよくなりました。

口腔ケアは肺炎ワクチンより効果がある

誤嚥性の肺炎で多いのが、唾液に混じる歯周病菌やバイ菌によるものです。口の中を不潔にしておくと、バイ菌が増えるので、誤嚥したとき肺炎になるリスクが高まります。

実は肺炎予防で一番効果があるのは、肺炎球菌ワクチンより口腔ケアです。定期的な口腔ケアを行っている高齢者は、肺炎になる確率がぐっと少なくなります。

口腔ケアといっても、それほど難しくありません。食事をしたら、歯ブラシで歯をみがく。義歯はそのつどとって、きれいに洗います。

うまく磨けない人は、電動歯ブラシもおすすめです。歯ブラシをつかって、歯の周りだけでなく、口の中全体の汚れを落とす感覚でケアをしてください。

毎食後、一日三回ケアするだけでも、口の中の清潔度がかなり向上します。

あとは、義歯の調整もかねて、一～二カ月に一度は歯医者さんに行ったほうがいいでしょう。

体の健康診断はこまめに行くのに、歯医者には虫歯になったとき以外は行かない人がほとんどです。でも高齢者になったら、肺炎を防ぐ意味でも、歯科健診にはこまめに行くようにしましょう。

歯科の先生がたはみな「健康を手に入れるためには歯科健診を受けましょう」と推奨しています。人間は食べられなくなったら、死んでしまいます。

体の健診と同じように歯科健診を習慣にしておけば、肺炎など重篤な病気になって、高い医療費を払うリスクが軽減できます。

〈食生活〉

若いときと同じ食事内容でかまわない。ただし量を減らす

糖質をカットしたり、一日一食にするなど、いろいろな食事方法がブームになっています。でも高齢者に関していうと、栄養価が大切なので、若いときと同じようにしっかり食べてほしいと思います。

とくに肉類などの動物性タンパク質は若者同様、きちんととっていただきたいと思います。菜食主義や粗食主義は、タンパク質の不足が心配です。高齢者は筋力が落ちてしまい、最終的には動けない体になってしまいます。

私たちも肉を食べると元気になるように、高齢者も魚ばかりでなく、ときにはガッツリしたステーキも食べてほしいのです。

ただし、量は若者並みでなくてかまいません。糖尿病や肥満の問題もあるでしょうから、量で調節していただければと思います。

自分が若いとき食べていた食事の内容をそのままで、量だけ減らすというイメージでいればいいでしょう。揚げ物はさすがに食べられないかもしれませんし、コレステロールやカロリーの点でもおすすめできないので、そこはソテーや蒸し物に調理法を変え、若いときと同じような食事を心がけましょう。

人間の体は食べたものでできています。若者と同じように栄養価のある食事をしていれば、あれこれ薬に頼る生活を送らなくてもすむと思います。

肉をやめて魚にしましょう、は間違い

年をとったら肉ではなく、魚を食べるようにすすめる人もいます。でも私は若いときと同じように肉も魚も両方とも食べてほしいと思っています。

割合としては肉一、魚一ぐらいがいいでしょう。

年寄りは魚を食べるもの、という固定観念があるようですが、私はこれは違うと思います。いまのお年寄りは若いころから魚をたくさん食べていました。その人たちが高齢になったので、たまたまお年寄りが魚を食べているようにみえるだけです。

いま、肉食中心の若い人たちが年をとったら、魚ではなく、肉を食べるのではないでしょうか。

それはともかく、いまの高齢者は魚好きの方が多いとしても、肉も意識して食べてください、と私は言っています。

なぜかというと、ひとつにはかむことが大切だからです。やわらかい魚ばかりではなく、かたい肉をかんで筋肉をつけてほしいのです。

また肉には魚にない栄養分も含まれています。筋肉の元になるカルニチンもそのひとつです。筋肉の力が衰え、量も減ってくる高齢者だからこそ、肉を意識的にとったほうがいいでしょう。

メタボの人と同じように、「肉より魚。野菜中心に食べましょう」という指導を一般の高齢者にするのは間違っていると思います。

ただし、肉の脂身はさけてください。肉の脂肪は悪玉コレステロールや中性脂肪を増やす危険性があります。あくまでも肉の赤身が中心です。

野菜は肉・魚の二〜三倍に

日本人の食事は世界的に見てもおしなべてバランスがとれているといわれています。高齢者の寝たきり予防から考えると、肉や魚や野菜もある日本の食事はひじょうにバランスがとれています。

強いていえば、野菜をもう少しとるようにしたらいいでしょう。野菜は肉や魚の二〜三倍を目安にするといいと思います。

ビタミンをとる意味では生野菜がおすすめですが、温野菜にしたほうが量がたくさん食べられます。ビタミンは新鮮な果物でも補うことができます。

また野菜に含まれるカリウムは体内の塩分を排出させたり、糖分の吸収をおさえる働きがあります。食事のさい、まず野菜から食べることを実践して、降圧剤や血糖の薬がいらなくなった人もいます。

野菜をたくさんとる食生活は、薬いらずの第一歩です。

年をとると味覚は落ちて味が濃くなる

減塩はやりすぎてマイナスになることはひとつもありません。高齢者は生理的に血圧が高くなりますし、腎臓の機能も衰えてきます。

塩分は薄ければ薄いほど体にいいのです。塩分を徹底的に減らすことで、降圧剤の薬をやめられた人もたくさんいます。高齢者はまず減塩を心がけるようにしてください。「しょっぱい」か「しょっぱくない」かは主観によります。高齢者本人は「薄味にしている」というときでも、一度味見してみることをおすすめします。「薄味だ」と思っているのは本人だけで、食べてみるとものすごくしょっぱかったり、濃い味だったりします。

年をとると、舌にある味蕾という味を感じる細胞が減ってきます。脳の機能も落ちてくるので、いままでと同じ味にしようとすると、どうしても濃い味つけになってしまうのです。

それにいまの世代の高齢者は若いころから味噌、醤油、塩をいっぱいつかった濃い味に慣れています。放っておくと、濃いめの味つけになってしまいますから、味つけは周囲の人が気を配ってあげてください。

高血圧は六〇代なら六〇％、七〇代なら七〇％の人がなるといわれています。心臓病、脳卒中、腎臓病などの予防を考えますと、減塩はやりすぎても、害があることはないのです。

ただ一点、注意したいのは、あまりに薄味にしすぎると、食欲がなくなって、栄養失調になることです。だから食欲が落ちない程度に減塩に慣らしていかないといけません。

また、夏場の熱中症も減塩のしすぎと関係するので要注意。いまは減塩食のお弁当を配達してくれる宅配業者が何社かありますので、そういうものをお試しでとって、舌に合う業者を見つけるのもいいでしょう。

無理をせず、徐々に塩分を減らしていって、リバウンドさせないこと。塩の代わりに濃いめのだしをつかったり、酢で味つけするといった工夫も大切です。

また料理につかう塩は精製された純粋な塩化ナトリウムより天然の海水からつくったもののほうがいいでしょう。いろいろな成分が含まれていますから、よりうまみが感じられると思います。

食事は回数とカロリーの配分に気をつける

一日三度きちんと食べている人と、食べていない人を比べると、明らかに三度きちんと食べている人のほうが健康です。薬を飲まない生活を送りたいなら、三度三度の食事をきちんととることも大切です。

高齢者の食生活を調べてみると、意外と朝昼兼用、一日二食の人が多いのです。それは朝早く起きないからです。定年になったとたん、起きるのが遅くなって、ズルズルと朝寝坊する習慣がついてしまったりするのでしょう。

朝は九時、一〇時に起きて、それからゆっくり食事をすると、当然お昼はまだお腹がすいていないので、昼食は抜かすことになります。

食事の回数が少ないと、必然的に一日にとる総カロリー数も少なくなります。日本人がいまとっている平均カロリー数は、戦後の食料難の時代より少ないといわれています。おそらく高齢者がとっているカロリー数はもっと少ないのではないでしょうか。

私たちはもう少し食べてもいいと思います。

一日一五〇〇キロカロリーが必要だとすると、本当は朝昼晩で五〇〇、五〇〇、五〇〇ずつ均等に食べるのが理想です。

そうするためには、食事の回数を増やす。一日三度食べてください。

朝は少し寝足りないと思っても、七時くらいには起きて、八時に朝食をすませることが大切です。そうすれば、昼食までに四時間あくので、昼もきちんと食べられます。

また、よく夜にドカ食いする人がいますが、たとえば夜一〇〇〇キロカロリー食べてしまうと、朝と昼は二五〇キロカロリーしか食べられません。すると食べるものがなくなってしまうということにもなりかねません。

朝昼晩の食事はバランスよく、配分するようにしましょう。

東大が千葉県の柏地区で実施している「生きがい就労」という高齢者プログラムがあります。

定年後の人たちを対象に週のうち半分くらい働いてもらうのですが、それ以外の日も朝起きるのが早くなるという効果があらわれています。おまけに日中の活動量も顕著に増えることがわかっています。

生活リズムをつくることで、食事や運動が適正に行われ、健康を維持することにも結びついています。朝早く起きることは、食生活の点でもとても大切です。

もったいないから食べる、は下痢のもと

食事に関して高齢者が注意しなければいけないのは、賞味期限の問題です。とくに夏場は食べ物が腐りやすいので注意が肝心です。

ひとり暮らしの高齢者は、食べ物が余りやすい。残ったものを冷蔵庫に入れておいて、それがいつのものだかわからなくなります。賞味期限が切れてしまったり、腐っていても、においがよくわからないので、食べてしまう。

お年寄りでよくお腹をこわす人を調べてみると、「もったいないから」と古いものを食べていることが多いものです。

高齢者の場合は、ちょっとしたことでもお腹をこわし、脱水になってしまいます。夏場は脱水から熱中症に進んで命とりになることもあります。

少し割高になっても、一人用に小分けしてあるものや少量パックを購入して、新鮮なものを食べきるようにしましょう。割高に感じても、下痢や脱水で病院にかかったり、

薬を飲むことを考えれば、結果的に少量ずつ買ったほうが安上がりです。

〈入浴対策〉

浴槽で不調を感じたら、すぐ栓を抜く

風呂場は高齢者にとってもっとも危険な場所のひとつです。冬、寒い脱衣所で着替えてそのまま熱い湯に入ったり、風呂上がりに寒い脱衣所に出たりすると、血圧が激しく上下し、脳出血や脳梗塞を起こします。

夏も脱水を起こして風呂場で倒れる人がいます。また、夜、人間の血圧は低くなっていますが、それが熱い湯に長く入ることで、さらに血管が広がって低血圧になり、意識が遠のいて溺死するケースもあります。

足腰が弱っている人だと、浴槽から出ようとして、体に力が入らなくなり、出られなくなることもあります。そしてもがいているうちに力がなくなって、溺れてしまう。

ですから浴槽につかっていて体調の不良を感じたら、すぐに風呂の栓を抜くようにしましょう。こうすれば、少なくとも溺死は防ぐことができます。

最近の浴槽は浅めのものが中心ですが、昔の浴槽は深いものがあります。浴槽が深いと溺れる危険性がありますし、出られなくなることもあります。

浴槽が深いタイプのものをつかっているときは、浴槽の中に洗い場でつかうような椅子を沈めておくのもいいでしょう。

そうすれば、椅子に座ってお湯につかれるので、本人も楽ですし、万一のときも椅子を踏み台にして外に出ることができます。

湯の温度はぬるめの四〇度に設定。かけ湯をして

お年寄りは熱いお風呂が好きですが、いきなり熱い湯につかるのはとても危険です。四二度くらいの熱い湯にすると、最初は血圧がぐんと上がります。そのあと血管が広がって、急激に血圧が下がるので、頭がぼおっとして、体に力が入らなくなります。そして浴槽から出られなくなってしまうのです。

お湯の温度は冬でも四〇度くらいがいいでしょう。夏ならもっと低くて三九度でもいいかもしれません。

湯に入るときは、何度かかけ湯をして、お湯に体をならしてから入るようにしましょう。

〈運動〉

散歩では運動にならない

運動は転倒を予防して、寝たきりにならないために有効なことです。運動する習慣がある高齢者は運動しない高齢者より見た目も、実際も若々しく、薬の世話になることも少ないものです。

しかし運動なら何でもいいというわけではありません。中年期であれば、メタボ対策でややハードな有酸素運動を行いますが、高齢者になれば、ハードな運動が逆に転倒や骨折をまねくことがあります。

あくまでも実力に見合った運動をするようにしてください。といっても、ただ気晴らしにぶらぶら散歩するだけでは、運動にはなりません。

散歩はストレス対策にはいいのですが、運動という観点から考えると、筋肉がつくほどの運動量にはなりません。散歩をするなら、ぶらぶらではなく早歩きのウォーキングをしてほしいのです。

それも平地歩行ではなく、上り下りがあるようなところ、できれば上り坂があるところがいいでしょう。

いまは中高年の運動向けに二〇センチほどのステップが売られています。このステップを上り下りするステップ運動も、適度な負荷がかかっておすすめです。最初は転ばないよう足元を見て上り下りをしてほしいのですが、慣れてきたら、テレビを見ながらでもいいでしょう。

あとはテレビを見ていてCMのときに椅子から立ったり、座ったりをくり返すだけでもいいと思います。バランス感覚を養う意味では、片足立ちもおすすめです。

暑い夏や寒い冬は体に与える影響が大ですから、高齢者の運動は家の中や室内でできるものにしましょう。

目的はやせるためではなく、筋肉をつけること

高齢者の運動は、中年のメタボの人のようにやせることが目的ではありません。あく

までも筋肉やバランス感覚、柔軟性をつけることが目的です。

したがって若いときのような強度は必要ないので、イメージとして軽い運動を一日三〇分くらい。一〇分ずつとか一五分ずつ分けて行うのがいいでしょう。

習慣づけることが重要ですから、無理をするとつづきません。あくまでもできる範囲で無理なくつづけられるものにしましょう。

持病がある人は、主治医と相談して、運動の種類や強度を決めるようにしてください。

日本整形外科学会のホームページにはロコモティブシンドロームを予防するロコモ体操が紹介されています。こうしたものを参考に、無理なくつづけるようにしてください。

みんながいるところで運動すると励みになる

高齢者でも少し元気な方に私がおすすめしているのは、みんながいるところに行ってやることです。人が一生懸命頑張っていれば、自分もやってみようと励みになります。

スポーツジムに行ったり、自治体がやっている運動教室なら、知り合いができて社交場になるでしょう。

週のうち一、二回でもこうした場所に行き、運動したあと帰りにお茶を飲んで帰るのもいいと思います。生活にメリハリができ、運動するのが楽しくなります。

毎日のスケジュールを立てて、運動を組み込もう

漠然と運動をしようと思っていても、なかなか実行に移せません。そういう人は子どものころ、夏休みの計画表をつくったように、睡眠、食事、運動を入れた一週間のスケジュールをつくってみるのもいいと思います。

もし家族がいれば、子どもたちも協力して、周りの人たちと協力しながら計画表をつくるといいでしょう。あまり時間に縛られて、次は何をしなくちゃ、というようになるのはストレスになってしまいますので、ある程度余裕を持たせて計画をつくるのがいいでしょう。

現役世代ではなく、高齢者こそ、スケジュールを立てることが大事だと思います。その中にきちんと運動の時間が組み込まれて、メニューもしっかりつくってあれば、「運動って何をすればいいんだっけ?」ととまどうこともありません。

〈ストレス対策〉

生活のリズムをつくり、レクリエーションを入れる

のんびりしているように見えても、実はけっこうストレスを抱えているのが高齢者の世代です。自分の健康の問題もありますし、子どもの家族問題や遺産相続の問題もあります。

とくに健康問題は大きくて、うつになったり、ひどい場合は自ら命を断ってしまう人もいます。不眠やうつ症状をやわらげるために抗うつ剤を飲んでいる高齢者も多いのです。

ストレスを抱え込まないためには、朝は早く起きて、生活リズムを整える。その中にレクリエーション的なものを入れ込んでおくのがいいでしょう。

囲碁や将棋、俳句、フラダンスなど好きなものがあればそういう集まりに出てもいいと思います。

社会的なつながりを持つことが大切

「生きがい」を持っている人は、心身ともに若々しくいられます。「生きがい」の定義が難しいのですが、人間関係や社会的なつながりと深く関係しているような気がします。

自治体では高齢者に「生きがい」を持ってもらうためにいろいろな試みをしています。男性の場合なら、現役時代に持っている特技を生かして、パソコンに詳しい人はパソコン教室で教えたり、家電に詳しい人は家電製品のつかい方をレクチャーするなどといった取り組みもあるようです。

高齢者の方はインターネットが得意ではありませんが、息子さんや娘さんに教わって、地域の取り組みを調べてみるといいのではないでしょうか。

意外に向いている介護の仕事

女性の場合は、介護の分野でヘルパー的な手伝いをする人もいます。自分に介護が必要になったとき、自治体でヘルパー的な仕事をしていると、マイレージとしてたまっていって、それがつかえる制度があるからです。

また介護事業所でも高齢者をヘルパーとして積極的につかうところも増えています。高齢者は若い人より安くつかえますし、高齢者目線で介護ができるので、評判もいいようです。

とくに男性の介護ヘルパーは、高齢者といえどもまだ力はあるので、介護現場で歓迎されています。

介護の仕事がいいのは、自分に近い年齢で要介護の高齢者を見ることで気づきがあることです。「ああなってはいけない」と自分の健康について真剣に考えるようになります。

いままで医者にいくら血圧や血糖の管理をいわれても、ピンと来なかった人が、介護の現場を見てからは見違えるように健康に気をつけるようになった例もあります。

「明日のわが身」を見て、現実を知るのは大変いいことだと思います。

コラム5 体調が悪いときの薬の飲み方

体調が悪いとき、ふだん飲んでいる薬をどうするのか迷うことがあります。熱がある程度なら、どんな薬でもいつも通りに飲んでかまいません。

でも風邪や胃腸炎で食事ができないときに、とくに食事と関係がある糖尿病の薬を飲むのか、インスリンの注射はどうするのかは判断に迷います。

これは個々にケースが異なるので、主治医の指示をもらうしかありません。ご飯はまったく食べられないが、カロリーの入ったスポーツドリンクが飲めるのなら、薬もふだん通り飲んでいいと思います。でもご飯が半分しか食べられないのなら、薬も半分にしましょうとか、具体的な指示をもらったほうがいいでしょう。

一番いけないのは、自分で勝手に判断して自己調節することです。とくにいつもより多く飲むのは絶対にやめてください。体調の変化は突発的に起きることですから、予想がつきません。何が起きるかわからないのですから、主治医の指示に従うのがベストです。もし食事がどうしても食べられず、主治医とも連絡がつかないのであれば、完全に飲むのをやめるのではなく、いつもより少し薬の量を減らして、様子をみましょう。

第五章

医者との賢いつきあい方

病院は薬をもらうところ、という発想をあらためよう

高齢者は何らかの病気を抱えていることが多いので、病院や医者との関わりはさけて通れません。医者の立場から言わせていただくと、医者と賢くつきあえるか、つきあえないかで治療効果や薬の処方はかなり違ってくるものです。

ご自身が高齢者である方はもちろんですが、高齢の親御さんが病院にかかっている方も、ぜひ賢く医者にかかっていただきたいと思います。

この章では賢い医者のかかり方といい医者の選び方についてお話ししたいと思います。

まず私が強調したいのは、病院に行って薬をもらおうという発想をあらためていただきたいことです。

病院は薬をもらうところではありません。病気や健康の相談をするところです。薬をもらえないのだったら、その病院に行くのはやめよう、というのは本末転倒した考え方です。

病院は薬をもらうところ、という発想の裏には、病気は薬で治すという考え方があり

ます。でも再三くり返しているように、薬はリスクでもあります。

高齢者の病気はさまざまなものがあります。すべてが薬で治せるものではありません。逆にいうと生活改善で治せるものもたくさんあります。

病院や医者からはそうした情報をうまく引き出してほしいのです。

ところが患者さんの側が、「病気＝薬で治す」「病院に行けば薬をもらう」と考えていると、医者のほうも期待に応えたいと思いますから、薬を出してしまいます。

実際には「それほど効かないだろうな」と思っていても、患者さんがほしがるのであれば、「これを飲んでおいてください」と出してしまう。患者さんのほうは、それを飲めばよくなると信じて、薬をもらってくるわけです。

でも飲んでもあまりよくならないときに、患者さんが取る選択肢はいくつかあります。「効かないから、もうやめちゃえ」と勝手にやめてしまう人。やめたわりには、医者にちゃんと通っていて、飲んでいるふりをしつつ、別の薬をもらう人もいます。

あるいは、「この医者じゃダメだな」と別の医者に行って、同じような薬をまたもらってしまう。やはり効かないので、医者を変えるというように、ドクターショッピングをされる方もいます。

〈医者のかかり方〉

医療知識を持って、情報をうまく引き出す

うまく医者にかかっている方は上手に駆け引きして、医者から情報を引き出します。「思ったほどには効果が出ないんですよね」とか「このタイプのお薬はどうなんでしょうか」とか「先生のお考えではどうですか？」など、自分の状況を語りながらも医者から情報を引き出そうとします。

しかし相手から情報を引き出すには、こちらもある程度、知識がなければいけません。高齢者の方は若い人と違ってインターネットでさまざまな情報を集めて比較する情報収集力にたけていません。

持っている知識もテレビの健康番組や週刊誌などの断片的なものが多く、センセーショナルに言われたことを単純に「ああ、そうなんだ」と信じてしまいがちです。

しかしテレビの健康番組は健康な人が見る番組であって、病気の人が見るものではありません。病気の人はもう少し系統的なもの、たとえばＮＨＫのＥテレでやっているよ

うな番組を参考にすべきです。

それもできたらシリーズできちんと見ていただきたいのです。英会話も一回だけ習ってしゃべれるようになるわけではありません。

病気に対する知識も健康番組を一回見たり、週刊誌を読んだだけではわかりません。もう少し系統だてて勉強していただきたいと思います。

またパターナリズムというのですが、高齢の方ほど、偉い医者の先生が言うことなら、すべて信じて自分は受け入れるだけだという考え方の人が多いのです。

そうではなくて、診察を受ける高齢者自身、もしくはその介護にあたっている周囲の人たちは、医者から情報を引き出せるくらいの最低限の医療リテラシーは持っていてほしいと思います。

病気ではなく「自分」を診てもらっている視点で

とにかく私が伝えたいのは、高齢者一人一人によって、病状や薬の効き方はまったく違うということです。それを踏まえた上で自分はどうするのかを、かかりつけの先生ときちんと相談できるようにしてほしいのです。

「この本にはこう書いてあったけれど、私の場合はどうでしょうか」「こういう見方もあるようですが、先生はどう思われますか」「薬をなるべく減らして対処する方法はありませんか」といったことを言えるようにすることです。

医者のほうも、「あなたが薬をあまり飲みたくないのなら、この薬は減らして少し様子をみましょうか」というような話ができるようになります。

こんなふうにお互いのコミュニケーションがとれてこそ、治療効果もあがります。

診察室では病気を診てもらっているのではありません。あくまでも病気を持っている「自分」を診てもらっているのです。そういう気持ちで医者と向き合っていくことが大切です。

あなたの体はあなた自身でしか守れません。ひとつしかない大切な体を医者まかせ、薬まかせにするのではなく、自分の力で治そうと思ってください。

自分で診断名を決めない

医者と上手にコミュニケーションをとるコツですが、医者も人間ですので、他人同士が出会うときのようなあたり前の配慮は必要です。

たとえば相手のプライドを傷つけないような出会い方は、どのような場でも大切なのではないでしょうか。

診察室でよくあるのは、患者さん自身が初めから勝手に診断名を決めてしまうことです。

以前、私も経験したのですが、ある患者さんが「私は花粉症だから、花粉症の薬をください」と言って入ってきたのです。

「どんな症状ですか？」と聞くと、「花粉症は花粉症です」と言うので、「鼻炎とか、目がかゆくなるとか、いろいろ症状がありますよね。そういう症状をお話しいただかないと、いいお薬も探せませんよ」と答えました。

すると「何で、そんなことを聞くんだ。医者なら一番いい薬を出せばいいんだ」とえらく怒ってしまったのです。

これなどは、患者さんが自分で病名を決めてしまい、医者に相談しようとしないいい例だと思います。

少なくともどんな医者でも、医者の免許を取った人は大学で六年間、医学について勉強してきています。そのあとも臨床の場でさまざまな患者さんを診ています。その経験はある程度、尊重していただく、言い方を変えれば上手に利用していただいたほうがいいと思います。

たとえば風邪かな、と思ったときでも、「風邪です」と言わないで、「風邪だと思うんですけど、どうでしょうか」という言い方がいいと思います。

患者さんから「風邪です」と断定されてしまうと、医者のほうも、自分で診断できるなら医者はいらないじゃないか、とちょっと意地悪く思ってしまいます。

ですから「〇〇だと思うんですけど」がいいでしょう。

そして自分の症状や生活環境、飲んでいる薬など自身の状況を医者に話し、医者からも情報を引き出して、双方の協力のもとに、正しい診断が導き出されるのが、理想的な診察だと思います。

「記憶」ではなく「記録」で持っていく

薬は病気を治療する薬にもなりますが、つかい方をあやまれば毒にもなります。ほかの病院でもらっている薬があれば、必ずそれを教えてほしいのです。

それも「記憶」ではなく「記録」で持ってきてください。よく「私は血圧の薬を飲んでいます」という人がいますが、血圧の薬とひとくちにいっても一〇〇種類くらいあります。

うろ覚えの薬の名前をいわれても、よくわかりません。それに同じ薬でも量が違います。一錠といっても五ミリの錠剤と一〇ミリの錠剤があったりします。

一番いいのは「お薬手帳」を持っていくことです。「お薬手帳」には、以前の薬歴ものっているので、記録として大変役に立ちます。

そのためにも、薬局で薬を処方してもらうときは、「お薬手帳」は必ず持っていくようにしてください。持っていない方は薬局でくれます。

要望はきちんと伝える

「あまり薬は飲みたくない」とか「今日は薬がほしくて来たのではありません」という要望があれば、きちんと伝えたほうがいいでしょう。

ほとんどの患者さんは診断名をつけてもらうことと、薬をもらうことが目的です。医者も忙しいときがあるので、外来がとても混んでいると効きそうな薬を出して、患者さんに早く帰ってもらおうとすることがあります。

ですから今日は何をしにきたのか、目的を告げたほうがいいでしょう。そのさい気をつけていただきたいのは、医者に相談したいことがあるなら、要領よく伝えてほしいのです。一人の診察時間は長くてもせいぜい一〇分から一五分。早い先生だと五分で終わってしまいます。

その時間内で伝えたいことと要望を整理していただけると大変助かります。

薬を処方されたときも、その時点で不安があるなら、きちんと医者に聞いてください。

「なぜその薬を出したのか」「なぜその量にしたのか」「私は大丈夫でしょうか」「どんなリスクがありますか」などと聞いてみるのです。

処方されたものは、処方通りに飲むのが基本です。医者はそのつもりで治療計画をたてています。飲みたくなければ、最初からそう言ってもらわないと、飲んでいるのを前提として治療はつづきますから、結果的に症状がいっこうに改善しないということになってしまうかもしれません。

また新聞やテレビで「○○の副作用が出た」などというニュースを聞いて、こわくなって自分でやめてしまう人もいますが、これも危険な行為です。

薬は途中で急にやめるのが、危険なものもあります。心配だったら、電話でもかまわないので、医者の指示を受けるようにしましょう。指示があるまでは、継続するのが安全です。

診療所は同じ曜日の同じ先生にかかる

診療所などで複数の医者が交代で診ているところがあります。そういうところにかかるときは、基本的には同じ曜日に行って、同じ先生の診察を受けるようにしてください。

いつもバラバラの日に行って、バラバラの医者にかかっていると、いったいだれが責任をもって診ているのか、私たち医師のほうも困ってしまいます。

複数の医者がいるところは、当番表などが貼ってありますから、それを見て、自分が主治医と決めた医者の日に受診するようにしましょう。

〈医者の選び方〉

看板に書かれている診療科の順番で選ぶ

「いいお医者さんの選び方を教えてほしい」とよく患者さんから聞かれます。そういうときは私はこうお答えしています。

「近所で病院や開業医を選ぶときは、看板に書いてある診療科の順番で選んでください。医者は何科を名乗ってもいいことになっていますが、自分が一番得意な診療科が看板の最初に書かれていますよ」

たとえば外科が得意な医者でしたら、「外科、内科、小児科、皮膚科」と書いてあったりします。得意な外科を最初に書くわけです。

内科医が開業するときはまず内科を書いてから、循環器科、小児科などと書きます。すると小児科はオマケだということがわかります。

看板に「整形外科、内科、小児科」と書かれていたら、そこは基本的には整形外科です。でも内科や小児科の人が来ても拒みません、という意味です。ただ、本当に生後間もなくの小さい赤ちゃんが行ったら、きっと対応できないでしょう。

看板に偽りあり、ではありませんが、得意な分野かどうかは、看板に書かれている診療科の順番で判断してください。

認定医、専門医の認定書は専門知識の裏付けになる

開業医やクリニックに行くと、よく免状のような認定証が壁に張り出してあることがあります。認定医、専門医などいろいろな資格がありますが、いずれも、国家資格ではなく、各学会が認定しているものです。

認定医や専門医になるには、その学会に参加して、筆記試験や実技を受けなければいけません（学会によって資格認定の方法はさまざまです）。資格があるから絶対に名医だというわけではありませんが、少なくともその分野に精通した専門知識を持っていることは確かです。

専門家の意見が聞きたければ、認定医、専門医を訪ねるのもいいと思います。

若い医者、年配の医師より中年の医師が無難な場合も

出す薬によって、医者の年代がだいたいわかります。年配の医者だと、どうしても出す薬や処方が古くなりがちです。自分が学生時代に学んだ研究や診療から大きく逸脱できないからです。

自分の専門領域に関しては、学会に出たり、最新の知識を仕入れたりして、大きく遅れることはありませんが、そのほかの分野に関しては昔のままの知識でいる医者も少なくありません。

とくに開業医の先生は製薬会社のＭＲから積極的に情報を入手したり、医者同士の交流が活発でない限り、最先端の情報からは遠のいてしまいます。

一方若い医者は臨床の経験がまだ足りないので、どうしてもそれぞれの病気ごとのガイドラインにそった標準的な医療をやりがちです。しかし高齢者の場合は個人差が大きすぎて、標準的なガイドラインは当てはまりません。

この病気はこうだから、この薬とこの治療、といったガイドラインが当てはまらないのです。

その点、ある程度経験を積んでいる中年の医者は、ガイドラインの成り立ちもよく知っていますし、その弊害も理解していて、ちょうどこなれた感じになっています。

一概に言ってしまうのは乱暴ですが、ほどよく経験を積んでいて、知識吸収も旺盛で、油がのっている中年の医師が一番無難な気がします。

話をじっくり聞いてくれる医師を選ぼう

高齢者の病気は病状が複雑なので、まずは患者さんの話をよく聞かないことには、全体像が理解できません。それなのに、話はろくに聞かずに、やたらと検査をしたり、薬を出したがる医者がいます。

それは本質的に高齢者医療のやり方に反しているわけで、そういう医者は腕が悪いというより、考え方に問題がありそうです。

高齢者の病気は、医者と長いつきあいになりますから、こちらの話を十分に聞こうとしない時点で、もう無理が生じていると思います。

患者さんの話を聞くというところに、手間を省かないことが、高齢者医療には大事なことでしょう。

とにかく高齢者の病気は、薬を出したからといって劇的に治るわけではありません。どちらかというと、医者の顔を見て、話をすると心が落ちつくというところも大切です。その意味では、いくら腕がよくても、人格的に偏りがある人にかかるのはちょっと問題があるかもしれません。

つけ加えますと、検査ばかりやりたがる医者は、自信がないからかもしれません。本来、検査は想定される仮説があって、それを検証するために行うものです。

「甲状腺が悪いかもしれませんから、甲状腺を調べましょう」とか「ちょっとお腹が心配だから超音波をやってみましょう」ということで、検査をやるのに、とりあえず健診のように網羅的に検査をするのは、自分で診断ができないからです。

検査をやたらしましょうという医者は、あまり信用できない気がします。

かかりつけ医を決めて、専門の医者は相談役に

若い人でもあてはまるでしょうが、高齢者になって、病気ごとに専門の医者にかかるのはあまりおすすめできません。

専門医は自分の専門のことはわかりますが、その人の体のことを総合的に考えている

かどうかは不明です。とくに薬同士の飲み合わせや、別の診療科から出ている薬のことまで配慮して処方する医者は少ないのです。

それにいろいろな科にかかると、病気ごとに違う医者に診てもらうことになるので、医者の責任感も薄れます。

しかしいろいろな診療科を回っていると、最後に責任を持つ医者がいなくなってしまうのです。

レストランだったら、さまざまな下ごしらえや分担があって、最後に味を整えるシェフがいます。オーケストラには指揮者がいます。全体をみる人がいて、初めてうまくいくのです。

本来は私がいる老年病科のようなところがいろいろな病気の診断をまとめて、その人に一番適した医療を提供するのですが、まだ老年病科が普及していない現状では、地域のかかりつけ医がそれをになうことになると思います。

全体的なことは、むしろ地元でいつも診てもらっているかかりつけ医のほうが詳しいはずです。

だから私は患者さんによく言います。「地元で全部を診てくれるかかりつけ医を決めてください」と。

そして基本的にはかかりつけ医に処方をしてもらって、必要に応じて、専門の医師のところに相談に行けばいい。かかりつけ医から紹介状を書いてもらって、半年に一回とか一年に一回、大学病院に行って、専門の医師から意見をもらってくる。

そして「こうしたほうがいいですね」といった意見をもらっても、最終的に判断するのはかかりつけ医にしてもらって、患者さんとかかりつけ医が相談しながら決めるのがいいでしょう。

高齢者の場合、頼りになるのは遠くの専門医より、近くのかかりつけ医です。かかりつけ医を決めて、その人とのコミュニケーションを大切にしていけば、不必要な薬をたくさん飲むはめになったり、飲み合わせや副作用で苦しむことも避けられるのではないでしょうか。

コラム6　薬は効くと思って飲んだ人が勝ち

薬にはプラシーボ効果があります。プラシーボ効果とは「偽薬効果」ともいわれ、被験者に薬効のない偽薬（でんぷんや生理食塩水などがつかわれます）を与えても、思い込みや暗示から症状が改善する効果があらわれることをいいます。

それがなぜわかるかといいますと、薬の開発時には、必ず偽薬と実薬を比較する介入実験を行うからです。すると、プラシーボの薬でも一定程度の効果があがります。とくに生活習慣病の薬はプラシーボの人たちも血圧やコレステロール、血糖が下がります。これは介入試験を行うにあたって、製薬会社や病院からしっかり管理を受けるからだと思われます。

その結果、ちゃんと薬を飲んで、一生懸命病気に取り組んだ人たちはプラシーボであっても、治療効果的なものが認められます。一番結果が悪かったのは、プラシーボ群で偽薬をちゃんと飲まなかった人たちです。

偽薬でも効果が出るのですから、本物の薬を飲むときは「これは効くのだ」と思って飲んだほうが、「効くわけがない」と思って飲むよりずっと効果があります。

おわりに

私は子供の頃から医者になろうと思って、医者になった人間ではありません。医者仲間には、病気で苦しむ人を見て助けたいとか、身近に亡くなった人がいて、自分のような悲しみを味あわせたくないからと、高い志を持って医者になった人間が大勢います。医学部で彼らと机を並べて勉強していた頃は、本当に自分の志の低さに身がすくむ思いがしました。

人の役に立ちたいというわかりやすい理由で医学部に入ってしまった私ですが、医者の仕事に就いて患者さんと接するようになると、この仕事の素晴らしさに開眼したところがあります。とくに最初は心臓の病気に関心があって、人の命が助けられることに大きな喜びも覚えました。

恩師の大内尉義先生（現・虎ノ門病院院長）に誘われて、老年病科の循環器グループに入ってからは、高齢者全体の問題にもきちんと取り組まなければいけないな、と思うようになりました。

アメリカ留学などもへて、四〇歳のとき日本に戻りましたが、そのとき医局の先輩の鳥羽研二先生（現・国立長寿医療研究センター院長）が、杏林大学に栄転されるときで、先生の高齢医学教室に一緒に移りました。それが私が老年医学に本格的に取り組むきっかけです。

日本の高齢化が急速に進む流れの中で、恩師の先生がたには、まだ日本ではだれもやっていないことに挑戦する機会を与えて頂いたことを感謝しています。

老年医学というまだマイナーな領域で、微力ながらも自分の力を尽くせることに私は自分の使命を見いだしたのです。

日本はこれから超高齢社会に入ります。アジアのほかの国々も日本につづきます。日本の老年医学は確実にアジアのモデルになっていくでしょう。

いままで老年医学は欧米が中心でしたが、彼らの考え方はひじょうに合理的で、高齢者に対して冷淡な部分もあります。アジアは少しとらえ方が違うと思います。

高齢先進国の日本から欧米とはまた違う老年医学のアイデンティティを発信していきたい。それが私の使命であり、未来に向けての大きな夢です。

PHP新書

PHP INTERFACE
http://www.php.co.jp/

秋下雅弘［あきした・まさひろ］

東京大学大学院医学系研究科教授（老年病学・加齢医学）。1960年鳥取県生まれ。1985年東京大学医学部卒業。東京大学医学部老年病学教室助手、ハーバード大学研究員、杏林大学医学部助教授、東京大学大学院医学系研究科准教授などを経て、現職。高齢者への適切な薬物使用について研究し、学会・講演会・新聞・雑誌などで注意を喚起している。日本老年医学会で「高齢者に対して特に慎重な投与を要する薬物リスト」を含む薬物療法のガイドラインを中心になって作成。ほかに、老人病の性差、性ホルモンを研究。著書に『男が40を過ぎてなんとなく不調を感じ始めたら読む本』（メディカル・トリビューン社）、『高齢者のための薬の使い方』（編集：ぱーそん書房）などがある。

薬は5種類まで

中高年の賢い薬の飲み方

（PHP新書912）

二〇一四年三月四日　第一版第一刷

著者――秋下雅弘
発行者――小林成彦
発行所――株式会社PHP研究所
東京本部――〒102-8331 千代田区一番町21
新書出版部 ☎03-3239-6298（編集）
普及一部 ☎03-3239-6233（販売）
京都本部――〒601-8411 京都市南区西九条北ノ内町11
組版――朝日メディアインターナショナル株式会社
装幀者――芦澤泰偉＋児崎雅淑
印刷所 製本所――図書印刷株式会社

ISBN978-4-569-81746-0

PHP新書刊行にあたって

「繁栄を通じて平和と幸福を」(PEACE and HAPPINESS through PROSPERITY)の願いのもと、PHP研究所が創設されて今年で五十周年を迎えます。その歩みは、日本人が先の戦争を乗り越え、並々ならぬ努力を続けて、今日の繁栄を築き上げてきた軌跡に重なります。

しかし、平和で豊かな生活を手にした現在、多くの日本人は、自分が何のために生きているのか、どのように生きていきたいのかを、見失いつつあるように思われます。そして、その間にも、日本国内や世界のみならず地球規模での大きな変化が日々生起し、解決すべき問題となって私たちのもとに押し寄せてきます。

このような時代に人生の確かな価値を見出し、生きる喜びに満ちあふれた社会を実現するために、いま何が求められているのでしょうか。それは、先達が培ってきた知恵を紡ぎ直すこと、その上で自分たち一人一人がおかれた現実と進むべき未来について丹念に考えていくこと以外にはありません。

その営みは、単なる知識に終わらない深い思索へ、そしてよく生きるための哲学への旅でもあります。弊所が創設五十周年を迎えましたのを機に、PHP新書を創刊し、この新たな旅を読者と共に歩んでいきたいと思っています。多くの読者の共感と支援を心よりお願いいたします。

一九九六年十月

PHP研究所

［医療・健康］

336 心の病は食事で治す 生田 哲
436 高次脳機能障害 橋本圭司
498 「まじめ」をやめれば病気にならない 安保 徹
499 空腹力 石原結實
551 体温力 石原結實
552 食べ物を変えれば脳が変わる 生田 哲
656 温泉に入ると病気にならない 松田忠徳
669 検診で寿命は延びない 岡田正彦
685 家族のための介護入門 岡田慎一郎
690 合格を勝ち取る睡眠法 遠藤拓郎
698 病気にならない脳の習慣 生田 哲
712 「がまん」するから老化する 和田秀樹
754 「思考の老化」をどう防ぐか 和田秀樹
756 老いを遅らせる薬 石浦章一
760 「健康食」のウソ 幕内秀夫
770 ボケたくなければ、これを食べなさい 白澤卓二
773 腹7分目は病気にならない 米山公啓
774 知らないと怖い糖尿病の話 宮本正章
788 老人性うつ 和田秀樹
794 日本の医療 この人を見よ 海堂 尊
800 医者になる人に知っておいてほしいこと 渡邉 剛
801 老けたくなければファーストフードを食べるな 山岸昌一
824 青魚を食べれば病気にならない 生田 哲
860 日本の医療 この人が動かす 海堂 尊
880 皮膚に聴く からだとこころ 川島 眞
894 ネット依存症 樋口 進
906 グルコサミンはひざに効かない 山本啓一

［心理・精神医学］

053 カウンセリング心理学入門 國分康孝
065 社会的ひきこもり 斎藤 環
103 生きていくことの意味 諸富祥彦
111 「うつ」を治す 大野 裕
171 学ぶ意欲の心理学 市川伸一
196 〈自己愛〉と〈依存〉の精神分析 和田秀樹
304 パーソナリティ障害 岡田尊司
364 子どもの「心の病」を知る 岡田尊司
381 言いたいことが言えない人 加藤諦三
453 だれにでも「いい顔」をしてしまう人 加藤諦三
487 なぜ自信が持てないのか 根本橘夫

534 「私はうつ」と言いたがる人たち　香山リカ
550 「うつ」になりやすい人　加藤諦三
583 だましの手口　西田公昭
627 音に色が見える世界　岩崎純一
680 だれとも打ち解けられない人　加藤諦三
695 大人のための精神分析入門　妙木浩之
697 統合失調症　岡田尊司
701 絶対に影響力のある言葉　伊東　明
703 ゲームキャラしか愛せない脳　正高信男
724 真面目なのに生きるのが辛い人　加藤諦三
730 記憶の整理術　榎本博明
796 老後のイライラを捨てる技術　保坂　隆
799 動物に「うつ」はあるのか　加藤忠史
803 困難を乗り越える力　蝦名玲子
825 事故がなくならない理由《わけ》　芳賀　繁
862 働く人のための精神医学　岡田尊司
867 「自分はこんなもんじゃない」の心理　榎本博明
895 他人を攻撃せずにはいられない人　片田珠美

［政治・外交］

318・319 憲法で読むアメリカ史（上・下）　阿川尚之
326 イギリスの情報外交　小谷　賢
413 歴代総理の通信簿　八幡和郎
426 日本人としてこれだけは知っておきたいこと　中西輝政
631 地方議員　佐々木信夫
644 誰も書けなかった国会議員の話　川田龍平
667 アメリカが日本を捨てるとき　古森義久
686 アメリカ・イラン開戦前夜　宮田　律
688 真の保守とは何か　岡崎久彦
729 国家の存亡　関岡英之
745 官僚の責任　古賀茂明
746 ほんとうは強い日本　田母神俊雄
795 防衛戦略とは何か　西村繁樹
807 ほんとうは危ない日本　田母神俊雄
826 迫りくる日中冷戦の時代　中西輝政
841 日本の「情報と外交」　孫崎　享
874 憲法問題　伊藤　真
881 官房長官を見れば政権の実力がわかる　菊池正史
891 利権の復活　古賀茂明
893 語られざる中国の結末　宮家邦彦
898 なぜ中国から離れると日本はうまくいくのか　石　平